JN088738

専門家と
回復者に聞く

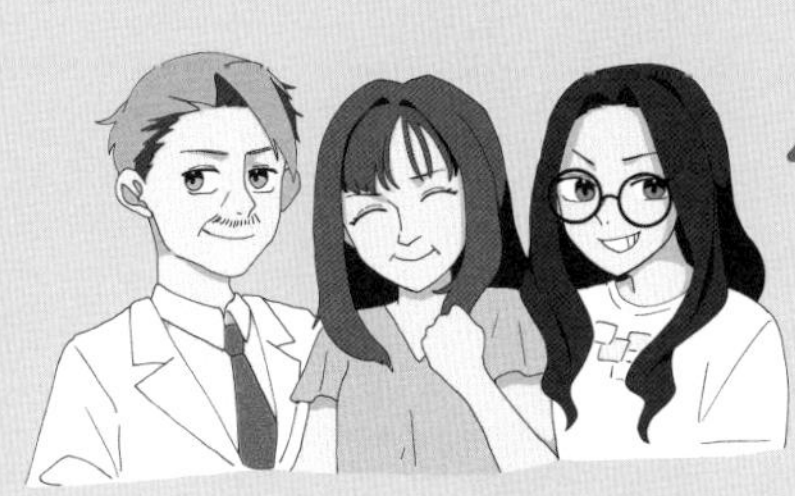

学校で教えてくれない
本当の依存症

松本俊彦 精神科医 ＋田中紀子 ギャンブル依存症問題を考える会代表【監修】

風間 暁 ASK認定依存症予防教育アドバイザー／保護司【著】

合同出版

■登場人物

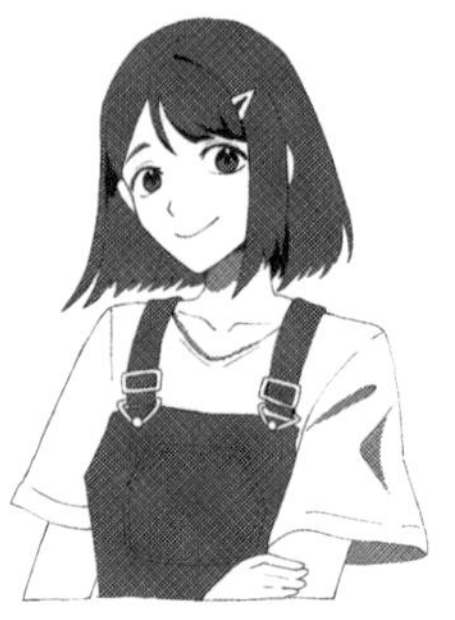

アキ

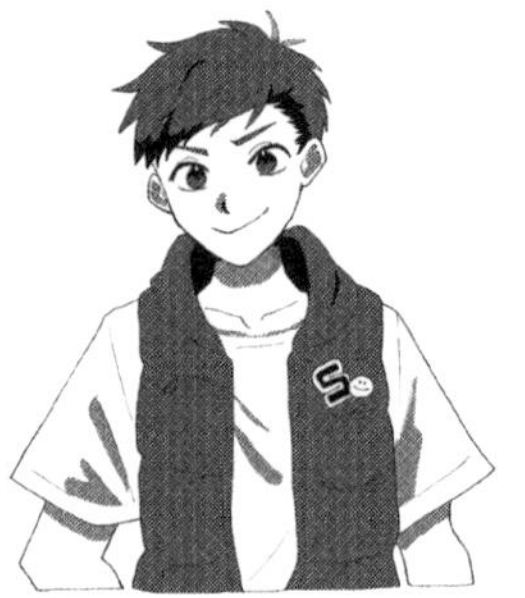

サトル

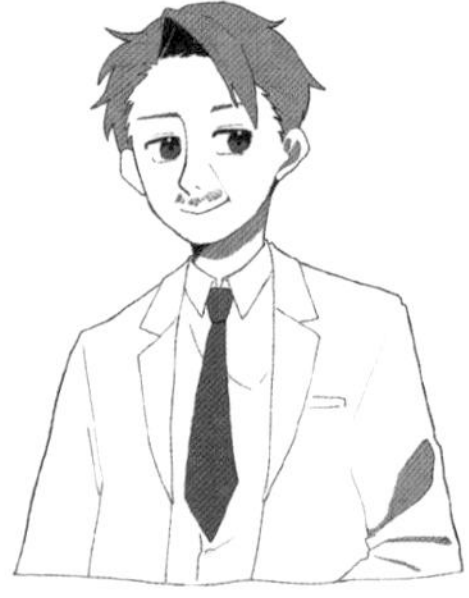

松本先生

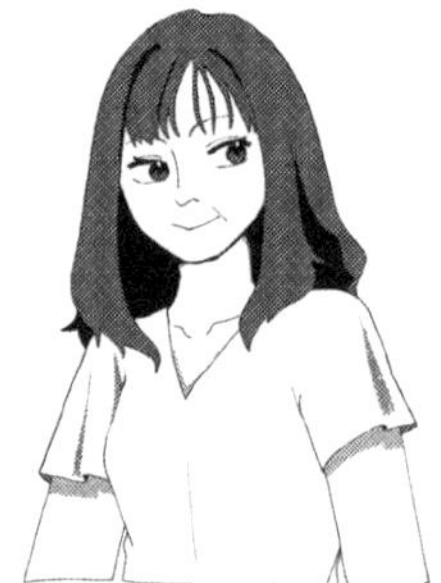

田中さん

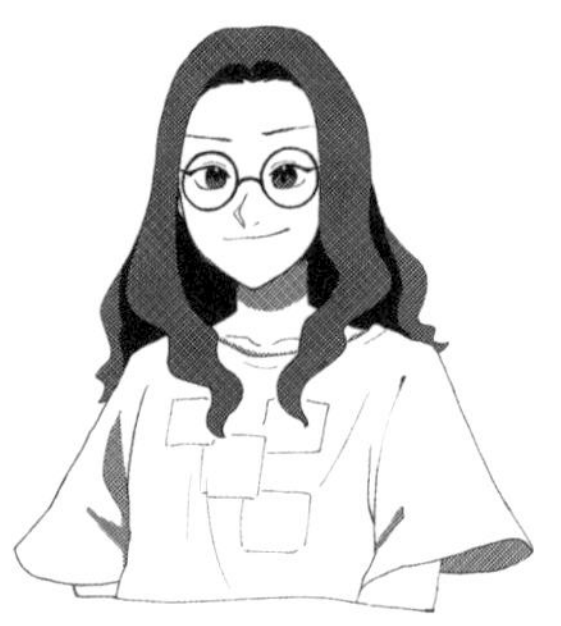

風間

はじめに

この本を手に取ってくれたということは、今この瞬間まで、あなたが毎日を生き抜いてきてくれたということです。生きていくというのは、当たり前のことのようで、ちっとも当たり前じゃありません。この本のページをめくってくれて、今日も生きていてくれて、本当にありがとうございます。この本を通してあなたとつながることができて、私はとってもうれしいです。

私は、風間暁（かざま・あかつき）といいます。依存症という病気の当事者です。普段はこうして文章を書いたり、いろんな学校の一日先生をしたり、助けを求めている子どもたちと関わったりしながら、自分と同じ依存症という病気で大変な思いをする人や、つらい思いをさせられる子どもたちを減らすために、いったいどうしたらいいのだろうかと、ずっと考え続けています。

小学生の頃、給食を残したことがあります。担任の先生からは「遠い国では何も食べられなくて死んでしまうような子どもたちもいるんだよ」と怒られましたが、私は、「じゃあなおさら残すから、その子たちに送ってくれ」と言いました。国語の勉強で「作者の気持ちを答えなさい」という問いがあると、「作者の気持ちは作者本人しかわからない」と書きました。トンチばかり言うな！　と、怒られてばかり。あだ名は「一休さん」でした。

おかしいな、どうしてだろう、少しでもギモンに思ったことは、たくさんたくさん考えました。大人の言っていること・やっていることがちょっとでも気になると、たくさんたくさん言い返しました。

するといつからか、私は親からも先生からもウザがられるようになり、しまいには殴られるようになりました。家では物置きに入れられて過ごすことになり、ご飯も食べさせてもらえなくなりました。真っ暗な物置きで、それまで以上にたくさんのことを考えました——どうして大人たちは私を殴ったのか、私の落ち度はどこだったのか、私は間違ったことを言っていたのか、殴られないためにはどうしたらよかったのか——。

たくさん殴られ、たくさんひどいことを言われながら過ごしたために、私はとても傷つき、しまいには薬物依存症になりました。

依存症から回復している今は、ああやって考えまくる時間を過ごしたことは、私の大きな財産だと思っています。だって、自分の頭で考えて判断するということが、私の当たり前になったんですもの。回復できているのも、自分と向き合い続け、たくさんたくさん考え抜いているからです。おかげで今は、大人に向けてたくさんの意見を言い続けてきた私は何も悪くなかったし、私が苦しめられてきたのは間違いなく大人たちの問題だったと、確信することができています。

考えることは、とても大事なことだと思います。そして考え抜くことは少しむずかしいですが、さらに大切なことです。大人が言っていることだからと鵜呑みにするのではなく、「それは違うんじゃないか」「私はこう思うのにな」と、ギモンを持って考え続けることが身につくと、それはあなたがこれからを生きていくうえで、きっと役に立ちます。

この本は、一般的にはあまり語られてこなかった依存症にまつわる正しい情報と、依存症の当事者・家族の体験、そして依存症業界で頑張り続けている人たちが深めてきた知識を、あなたに共有したいと思って書きました。

専門的な視点から監修してくれた松本俊彦先生と田中紀子さんは、私が回復していく過程で出会った、最高にかっこいい大人たちです。この本を書くにあたって全面協力してくれた特定非営利活動法人ASK（アスク）代表の今成知美さんと、松本先生、田中さんの3人は、仕事でご一緒させてもらうこともたくさんあるけれど、社会人としての私だけでなく、一個人としての私も大きく成長させ続けてくれる、育ての親のような存在です。私一人ではとても抱えきれない問題に直面したときは、まずこの3人に相談するようにしています。なので、この本の中で登場する私（風間）も、松本先生と田中さんを頼っています。この本を書いている現実の私は、今成さんに頼って乗り切りました。

そして何よりこの本では、多くの依存症当事者と家族、そして私が関わっているたくさんの子どもたちに協力してもらうことで、実際の声を反映させることができました。当事者、家族、専門家、そして子どもたちが一緒になってつくりあげた一冊です。

依存症は、現代を生きる人なら誰でもなる可能性がある病気です。いつかのあなた自身と、あなたの大切な人のために、この本を読みながら、たくさん考えてみてください。知識はどれだけ詰め込んでも、けっして荷物にはなりませんから。

風間　暁

もくじ

第1章 依存症ってなんだろう？

第2章 依存症からどうやって回復するの？

第3章 親の問題に振り回されている子どもたち

第4章 子どものうちからできる依存症予防

第1章
依存症って なんだろう？

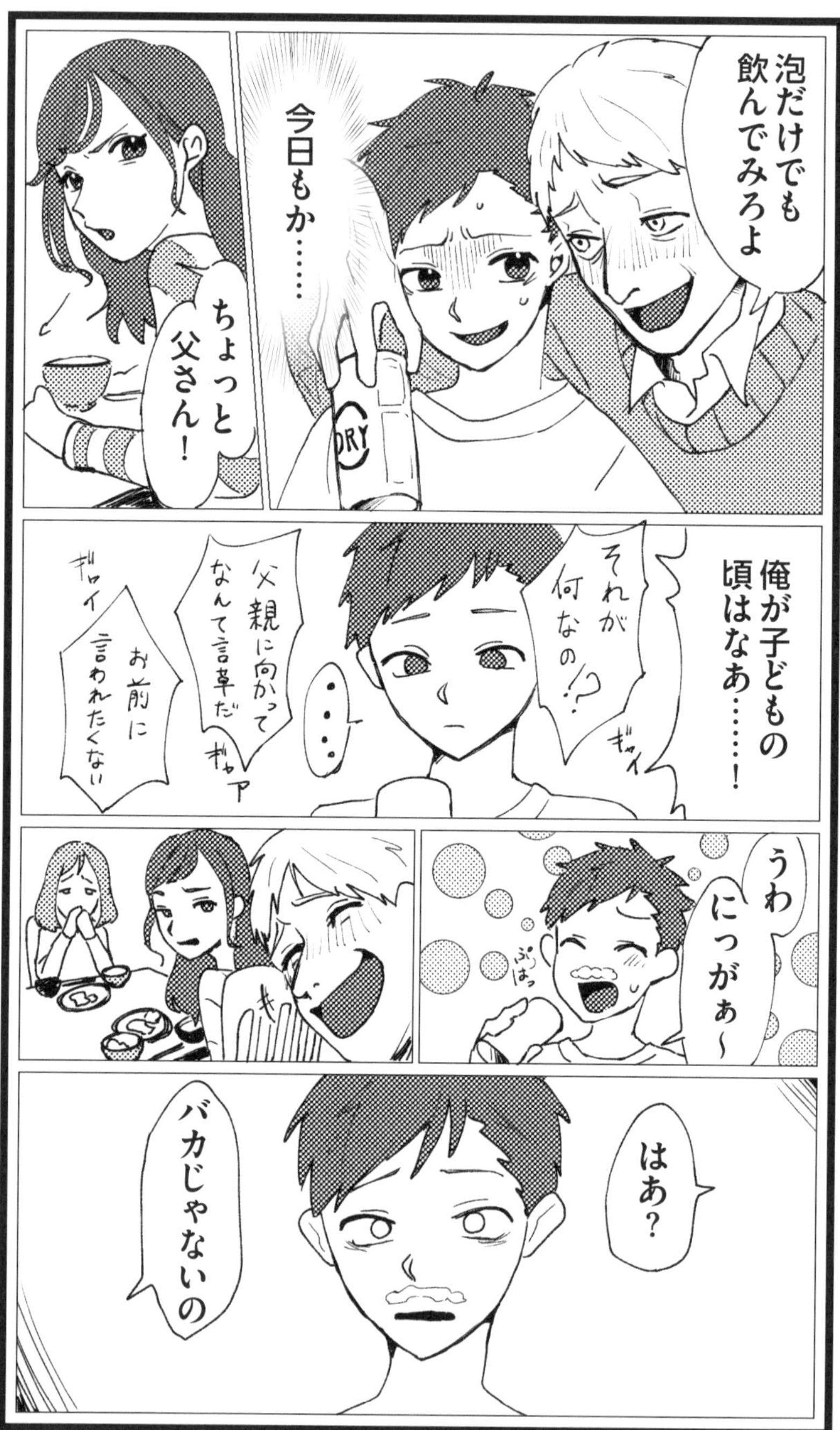
泡だけでも飲んでみろよ
今日もか……
ちょっと父さん！
俺が子どもの頃はなあ……！
それが何なの!?
ギャイ
…
父親に向かってなんて言草だ
ギャア
お前に言われたくない
うわ
にっがぁ〜
ぷはっ
はあ？
バカじゃないの

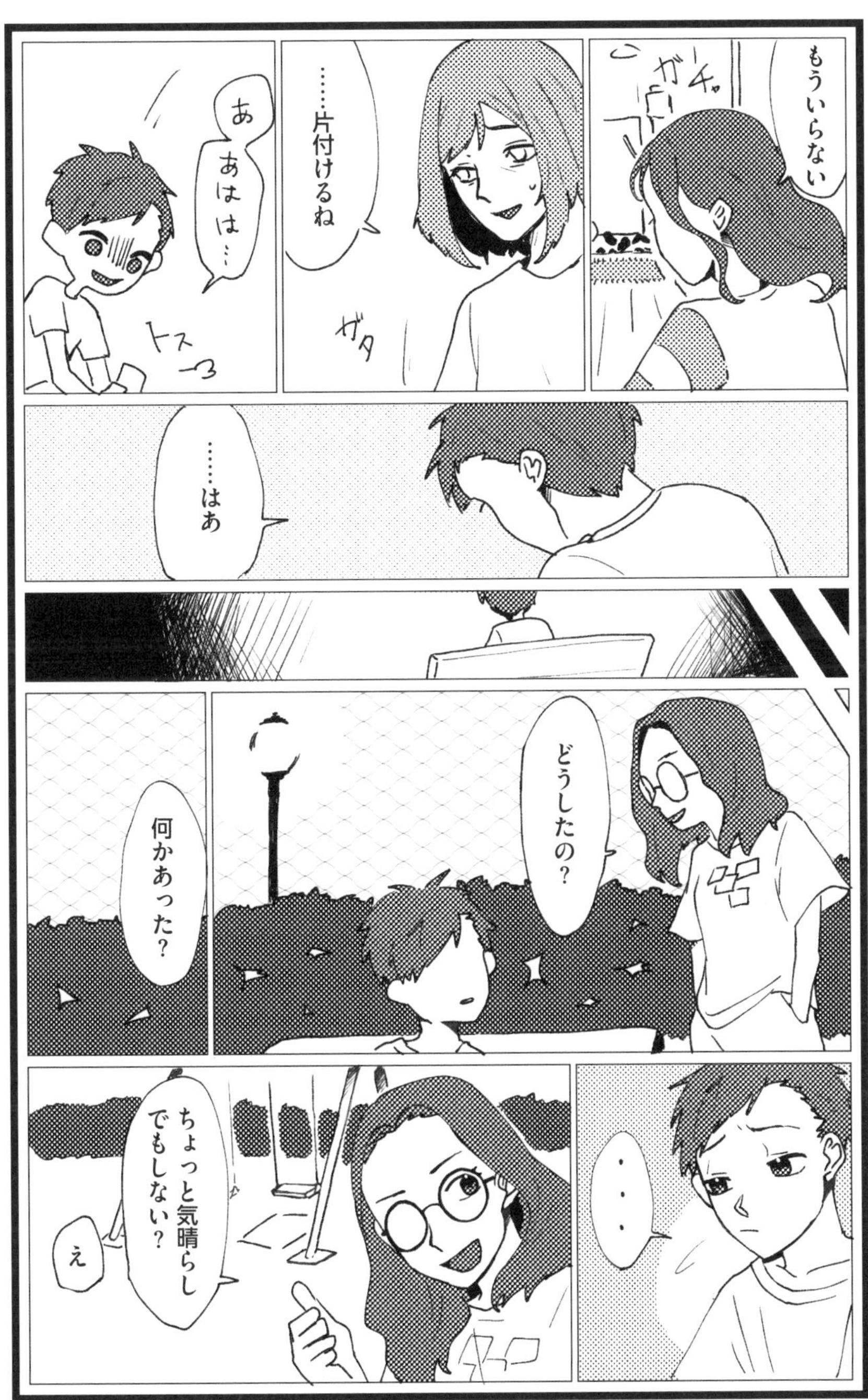
もういらない
……片付けるね
ガタ
あ
あはは…
……はあ
どうしたの？
何かあった？
・・・
ちょっと気晴らしでもしない？
え

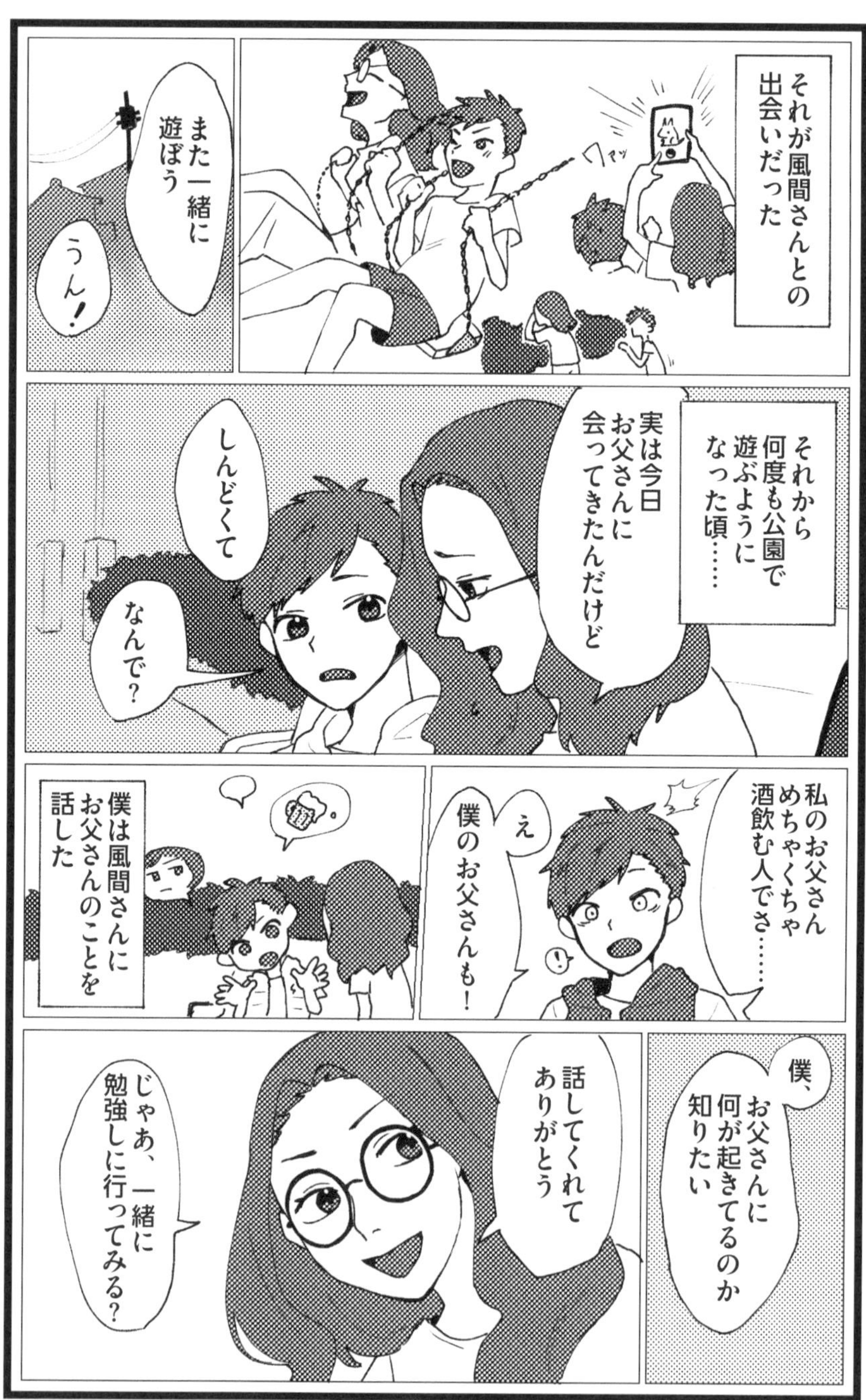
それが風間さんとの出会いだった
また一緒に遊ぼう
うん!
それから何度も公園で遊ぶようになった頃……
実は今日お父さんに会ってきたんだけど
しんどくて
なんで?
私のお父さんめちゃくちゃ酒飲む人でさ……
え
僕のお父さんも!
僕は風間さんにお父さんのことを話した
僕、お父さんに何が起きてるのか知りたい
話してくれてありがとう
じゃあ、一緒に勉強しに行ってみる?

依存症は脳の病気

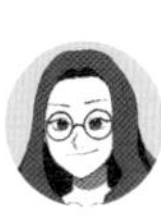

風間　松本先生、こんにちは。今日はサトルくんという子を連れてきました。「お父さんに何が起きているのか知りたい」そうです。先生のチカラを貸してください。

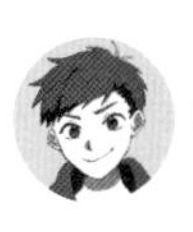

松本先生　わかりました。サトルくん、はじめまして。精神科医の松本俊彦といいます。

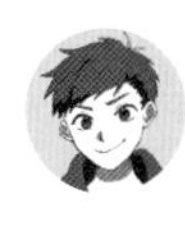

サトル　松本先生、はじめまして。今日は教えてほしいことがあって……。（かくかくしかじか）

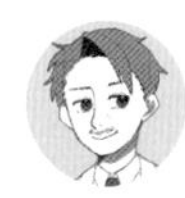

松本先生　そっか。サトルくんは、家族が仲良くない感じが心配なんだね。きっと言いづらいことだと思うんだけど、勇気を出して僕に話してくれてありがとう。お父さんのようすを聞くともしかしたら依存症という病気かもしれないなぁ。

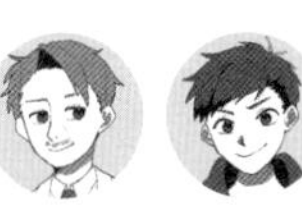

サトル　「依存症」ってなに？

松本先生　依存症っていうのはね、脳の病気です。依存する対象の代表的なものに、アルコール（お酒）、薬物、ギャンブルなどがあります。こういった特定の物や行為、過程に対して、「やめたくてもやめられない！」、「ほどほどにできない……」、とコントロールを失ってしまう病気のことを、依存症と呼んでいるんだよ。

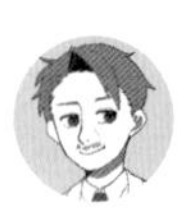

松本先生　アルコール依存症は、エチルアルコールという物質への依存症。つまり、お酒がやめられなくなってしまう病気なんだ。

アルコールはコンビニやスーパーで買えるし、飲んでいる大人もたくさんいるから、薬物って言われても、ドラッグのようなものと同じとは思えないかもしれない。けれど、実はあらゆる薬物の中でもっとも長い歴史を持つ、薬物の王様なんだよ。

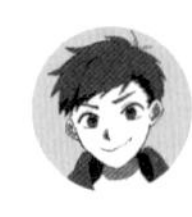

サトル　薬物の王様かぁ……。僕のお父さんはお酒を飲むと陽気になって、いつも僕にちょっかいを出してくるんだけど……、お酒ってそういう効果がある薬物なの？

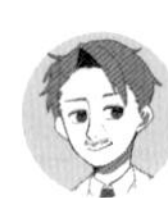

松本先生　そうだなあ。じゃあまずは、お酒を飲んだ人間がどうなるのか、「酔う」って、実際にどんな状態か説明しようか。——実は、お酒（エチルアルコール）って、脳をマヒさせていく作用がある薬物なんだよ。マヒっていうのは、たとえば……ずっと正座していると、足がビリビリしびれるような感覚。あれがもっともっと強い状態になると、やがて動かなくなってしまう。お酒を飲むと、それが脳の中で起こってしまうんだ。

じゃあ、実際にお酒がどんな風に脳をマヒさせていくのか、一緒に見てみようか。ASKという依存症の予防団体が、人間の脳を「いちご大福」に見立てて説明しているのがとてもわかりやすいから、それを使って話すね。

まず、外側のおもちの部分が理性の脳。大脳新皮質、別名「人間の脳」と呼ばれている部位です。理性っていうのは、がまんをしたり、落ち着いて何かを考えたりするときに大切なんだ。

次に、内側のあんこの部分が本能の脳。大脳辺縁系や小脳といって、欲求や感情、運動などと関係しています。「思いっきり遊びたい!」「なんだかムカつく!」そういう気持ちを引き起こす場所がここだよ。「動物の脳」とも呼ばれています。

そして、真ん中のイチゴが、生命の脳。脳幹など、生命維持に直結しているところです。つまり、ここが動かなくなると、人は死んでしまうんだ。

サトル　脳って、それぞれの働きと場所がわかれてるんだね。

松本先生　そうなんだよ。アルコールは、脳を外側から内

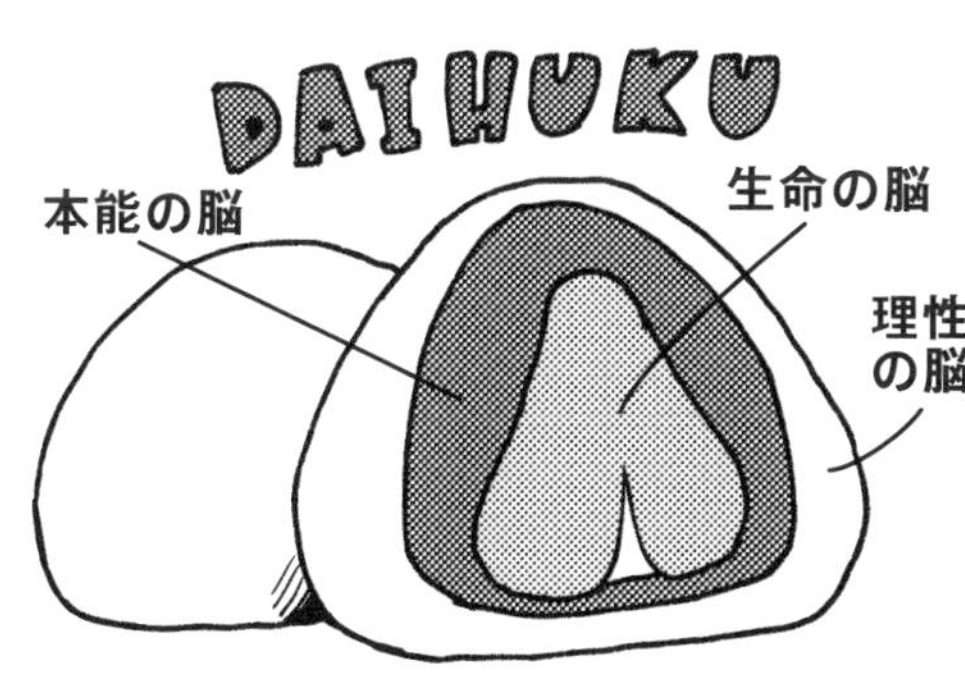

側に向かってマヒさせていくんだ。まず最初にマヒするのが理性の脳。そこがマヒすると、内側にある本能がむき出しになります。楽しい気持ちになったりリラックスできる反面、問題が起こることも。

怒りや悲しみといった本能までむき出しになるので、怒りやすくなったり泣いてしまう大人もいるし、理性というブレーキが働かなくて怒りに身を任せて暴力をふるってしまうことも……。もちろん、悲しみや怒りといった感情そのものは悪いものではない。でも、他人を傷つける感情の出し方は問題だよね。できるだけ避けたほうがいい。

理性が働かなくなったあともお酒を飲み続けると、マヒはあんこの部分の本能の脳に広がって、最後にはイチゴの部分、生命の脳がマヒします。生命の脳がマヒしたらどうなるだろう？

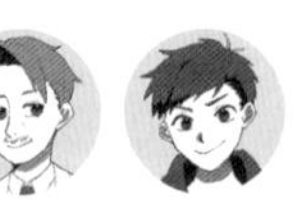

サトル　……確か、死んじゃう？

松本先生　その通り。とても危険な状態だよね。もしそうしたサインがみられたら、迷わず救急車を呼んでほしい。

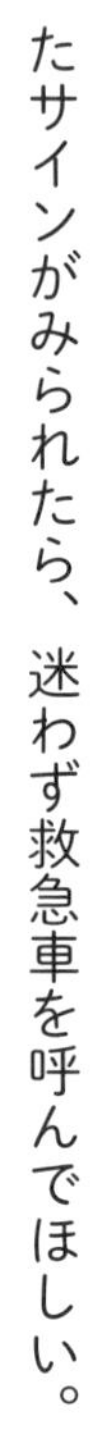

サトル　救急車を呼ぶときは、１１９番だよね。もし電話が近くになかったら、近くにいる大人に協力を求めてみようかな。

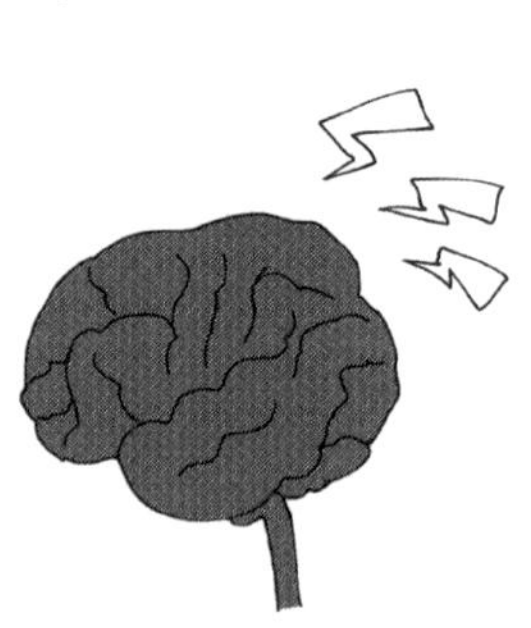

■酔いつぶれた人の命を救う4回のチャンス

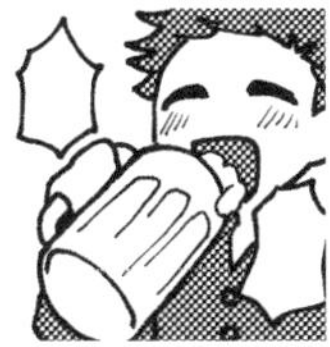

①イッキはさせない。泥酔させない。

短時間に大量のアルコールを摂取すると、
アルコール血中濃度が急激に上昇し、
急性アルコール中毒になります。
はやしたてて飲ませたり、ノリで泥酔させたりすることは、
命を危険にさらしていることと同じです。

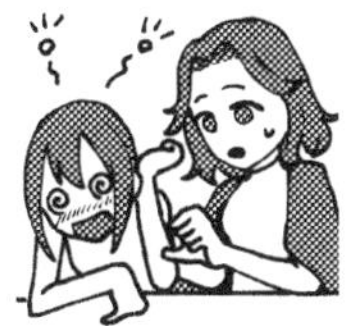

②酔いつぶれた人を絶対に一人にしない。

泥酔した人を一人にすると何が起きるかわかりません。

窒息、転落、水死、凍死、交通事故などの危険にあうのです。

「息苦しそう」「全身が冷たい」「大イビキをかいている」

「つねっても反応しない」。これは危険信号です。

見逃さないために、お酒を飲んでいない人が必ずそばについていてください。

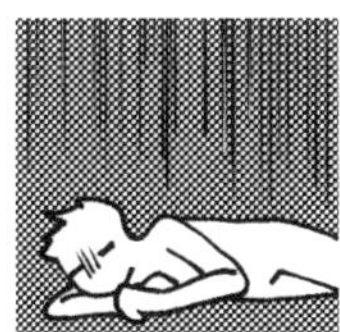

③横向きで自然に吐かせる。

酔いつぶれた人を抱き起こして、無理に吐かせるのはとても危険。

吐いたものが喉に詰まって窒息することもあるのです。

急性アルコール中毒では窒息死が大半です。

寝かせるときは、横向きに！　吐いたものが自然に口から出て、窒息は防げます。

けれど、横向きに寝かせたからといって安心して一人にしてはいけません。

仰向けにならないよう、必ず誰かがそばで見守ってください。

④おかしいと思ったら、ためらわず救急車を。

耳元で名前を呼んでも、つねっても体をゆすっても反応がなかったら昏睡状態です。

その人は今「死」と紙一重の状態です。

「コトを大きくしたくない」などと世間体を気にしている場合ではありません。

すぐに救急車を呼びましょう。

わずかにためらったせいで、助かる命も助からなくなります。

すぐに救急車を呼ぶべき状態

- □1. 大イビキをかいて、ギュっとつねっても反応がない。
- □2. ゆすって呼びかけても、まったく反応がない。
- □3. 体温が下がり、全身が冷たくなっている。
- □4. 倒れて、口から泡をふいている。
- □5. 呼吸が異常に早くて浅い。または、時々しか息をしていない。

子どもがダメで、大人はいい理由

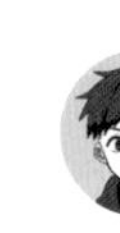
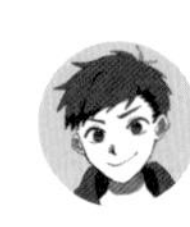

サトル　ねぇねぇ、ところで松本先生、お酒をすすめてきたお父さんをみんな止めるけど、どうして子どもはお酒を飲んじゃダメなの？

松本先生　今は日本の法律で、20歳未満の飲酒は禁止されているね。これはヨーロッパの話だけど、昔は、子どももお酒を飲んでいたんだよ。好きで飲んでいたというより、飲まざるをえない状況にあったんだ。飲み水が汚かったから、水の代わりにお酒を飲んでいる時代が、とても長く続いていた。汚い水じゃおなかも壊しちゃうし、いろんな病気や寄生虫が心配だよね。でも、汚い水を飲まずにお酒を飲んでいたからこそ、感染症にならずに済んでいたようなところもある。ただ、子どもがお酒を飲むことには、感染症や寄生虫とはまた違った害があったんだ。それが、子どものアルコール依存症だった。

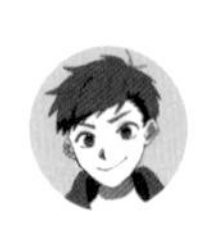

サトル　へぇ〜、そうなんだ……。今じゃ信じられないね。きれいな水って貴重だったんだ。

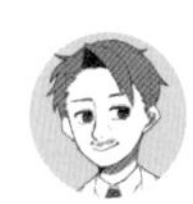

松本先生　子どもの依存症が大きな問題になってきたのは、産業革命がはじまった18世紀のイギリスかな。当時のイギリスでは、子どもたちも工場で働かされていたんだけど、経営者が給料をケチっていてね。代わりのお駄賃として、「ジン」というアルコールを与えていたんだって。

そうしたらさ、アルコール依存症になる子どもたちが、それまでと比べてすごく増えてしまったんだよ。子どもたちが道に横たわって、朝から晩までジンを飲んでいるような状況だった。「ジン横丁」という、とても有名な絵もあるくらいなんだ（右の絵）。そうなると当然、発育にもすごく影響が出てしまうし、大人たちの間でも「こりゃまずいよね」となってきた。それが、子どもにはアルコールを与えないようにすべきだと考えられるようになったきっかけかな。

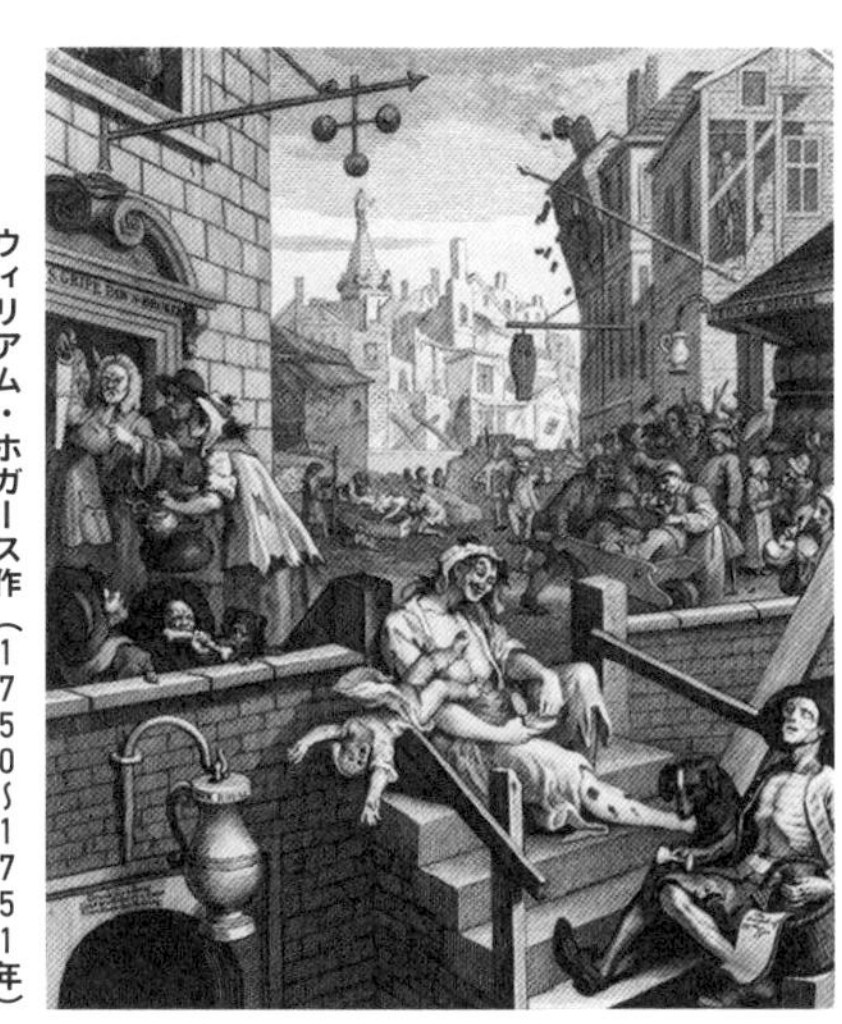

ウィリアム・ホガース作（1750～1751年）

サトル　うわぁ、すごい絵だ……。僕はお酒で性格が変わっちゃうお父さんを見ているから絶対飲みたくないけど、確かに飲んだら病気になっちゃうような水しかないところで、お駄賃としてお酒を渡されていたら、のどがかわいたら飲みたくなっちゃうかも――。でも、なんで子どもだけそんなにひどい依存症になっちゃうの？

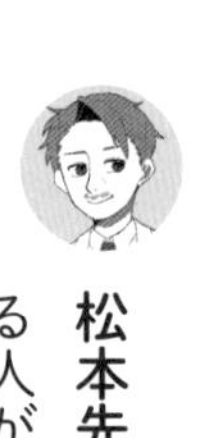

松本先生　子どもだけじゃないよ。大人だって、ジンが流行りはじめてから依存症になる人が急増したからね。でも飲酒ってね、早くからはじめればはじめるほど、内臓障害や依存症になる確率が高くなってしまうんだよ。

それから、やっぱり酔っ払っているとさ……僕もお酒を飲んでいて日々感じるんだけど、仕事が終わって、家に帰ってから仕事の続きをしようと思っていても、夕食のときにお酒を飲んでしまうと、その後のすべての計画が吹っ飛んでしまうんだよね。そのまま飲み続けてしまって、翌朝「また家で仕事しなかったよ〜」なんて、自己嫌悪に陥ってしまう。締め切りを急かす編集者に、「いろいろ仕事が立て込んでおりまして〜」とか、変な言い訳メールを書くはめになっちゃったりして（笑）

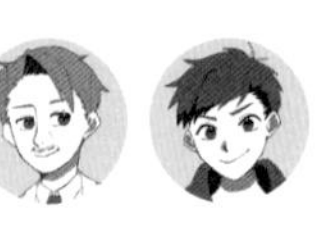

サトル　あはは（笑）　先生でもそんな風になることがあるんだ。

松本先生　まぁね。でもさ、僕は大人だからまだしも、子どものうちからそういうことをやっていると、一日がとても短く終わっちゃう。遊んだり勉強したりっていう、いろいろなことをすることもできなくなっちゃうかもしれない。ましてや発育にも悪影響ばかりでしょう。だからね、子どもがお酒を飲んだらダメなのは、子どもの発達や可能性を守る。それから、病気になる可能性を少しでも減らしていく。そういう大人のおせっかいからきているところがあるんだよ。

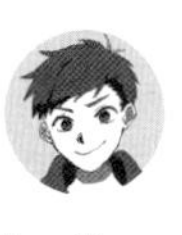

サトル　ふーん。大人が勝手にお酒を配りはじめて、勝手に反省してルールを決めた、勝手なおせっかいってことだね。なんだかなぁ。

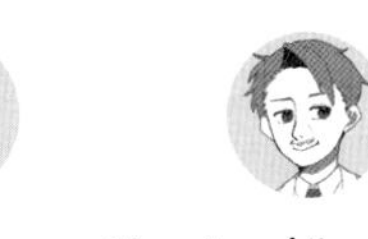

松本先生　サトルくん、辛辣だね（笑）――まあ、「そんなおせっかいいらねーよ！」って言われたらそこまでなんだけどね。でもこれは、子どものために必要なおせっかいだと僕は思っているよ。

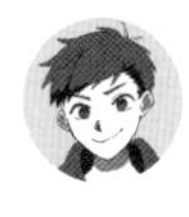

サトル　そっか、わかった。じゃあさ、どうして大人だって依存症や内臓障害になるのに、大人は飲んでいいの？

松本先生　あのね……よくないんだよ本当は！（笑）でも、だからと言って「ダメ」って言っても、誰も言うことを聞かないの。サトルくんはどう？　ゲームや楽しい遊び、あれもこれもダメって言われていたら、この野郎～！　って気持ちになってイライラしたり、むしろ興味が湧いてきちゃったりしない？

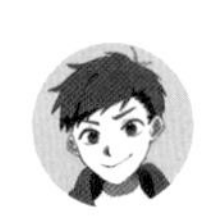

サトル　する。お母さんが見ちゃダメって言ってくる動画とか、なんでダメなのかも教えてくれないし、ダメって言われると余計に気になっちゃう。

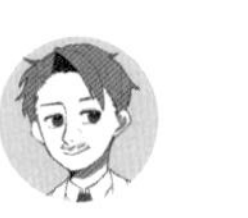

松本先生　そうだよね。それは大人だって同じなんだ。頭ごなしにダメ！　って言っても、意味がない。だから、せめて量をほどほどにしましょうね、なんて言ってみる。ほどよく楽しんでいる人がいる一方で、いまだにお酒で内臓を悪くする人は後を絶たないし、アルコール絡みの暴力事件が起きたり、虐待やDV、性加害、イッキ飲ませ、それからお酒を飲んで車を運転する飲酒運転で交通事故が起きやすくなって、被害を受ける人が出てくる。大人がアルコールを飲むことで、社会に害は出ているよね。だから国はいろいろな形で「飲みすぎには注意しましょう」って知らせたり、罰則をつくることはやっているけど、それですべての大人がまったく飲まなくなるわけじゃない。飲まないほうが絶対にいいんだけど、それはなかなかむずかしいんだ。
だからこそ、子どものうちにおせっかいさせてほしい。そういう飲酒習慣がつくのを少しでも遅くすることが、その子が成長するチャンスをつくるような気がするんだ。

サトル　なるほど……。子どものうちに防いでおかないと、大人になったときにもっと大変になっちゃうってことなのか。じゃあ僕は絶対に飲まないぞ！

Q お酒も規制すればよくない？

A お酒も毒性の強い、れっきとした依存性薬物ですからね。でも、あまりにも人間社会に浸透しているので、今から規制することはむずかしいと思います。

たとえば、１９２０年にアメリカで禁酒法がつくられたあとには、マフィアの動きが活発になり、違法なお酒が流行するようになりました。

そのためアメリカでは、結果的にお酒を解禁せざるをえなくなっています。旧ソビエト連邦が崩壊したのも、国が反アルコールキャンペーンを実施したからだと言う人もいます。人間社会に深く浸透していて、実際にたくさんの人が飲んでいるお酒だからこそ、規制が強い反発を招いてしまうんですね。

それと、お酒には「酒税」という税金がかけられています。つまり、お酒が売れれば売れるだけ、国の税収になるということです。２０２２年、日本の若者の酒離れが進んでいると話題になり、国税庁が「サケビバ！」というキャンペーンを打ち出しました。国の税金に関することを執り行なう機関が、ですよ。

そのことから私は、「もっとお酒を飲む若者を増やさないと税収が減ってしまう」という、国の焦りを感じました。規制をかけてしまうと、国の税収は減ってしまいますよね。そういうことです。

ただ、ここで大切になるのは、規制をかければ飲酒問題が解決するわけではないという視点。たとえば薬物にはさまざまな規制がかけられているので、使用者が罰せられ、厳しく非難されることがあります。実際にそういった体験をした薬物使用者は、それに懲りて使わなくなる……と思いきや、むしろ、罰せられたあとの再使用率は高い。余計に追い詰められてしまい、薬物を使う理由がさらに増えてしまうんですね。

お酒でも、同じようなことが考えられると思います。もちろん必要な規制もありますが、規制は万能じゃないんですよ。

2 薬物依存症

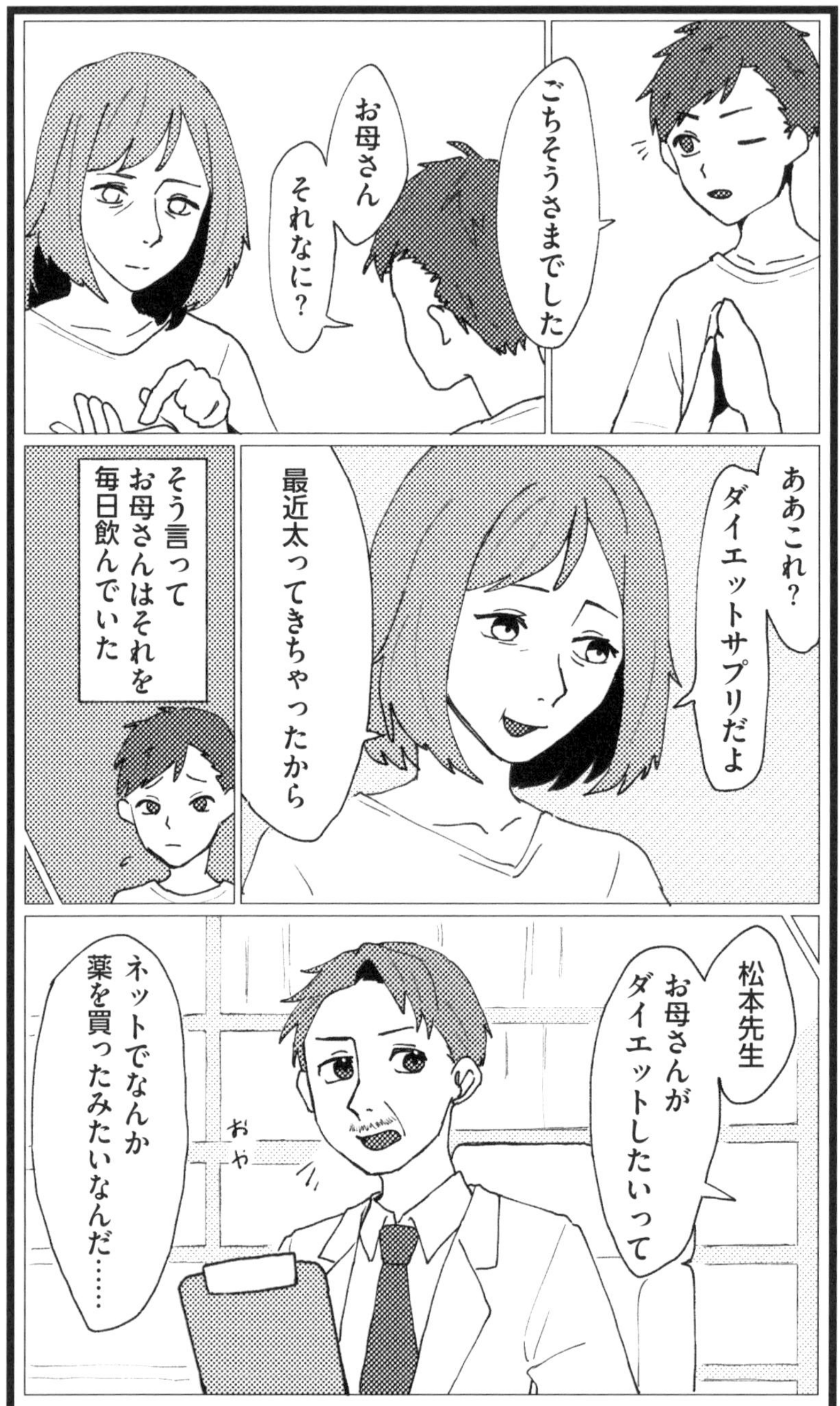
ごちそうさまでした
お母さん
それなに？
ああこれ？
ダイエットサプリだよ
最近太ってきちゃったから
そう言って
お母さんはそれを
毎日飲んでいた
松本先生
お母さんが
ダイエットしたいって
ネットでなんか
薬を買ったみたいなんだ……
おや

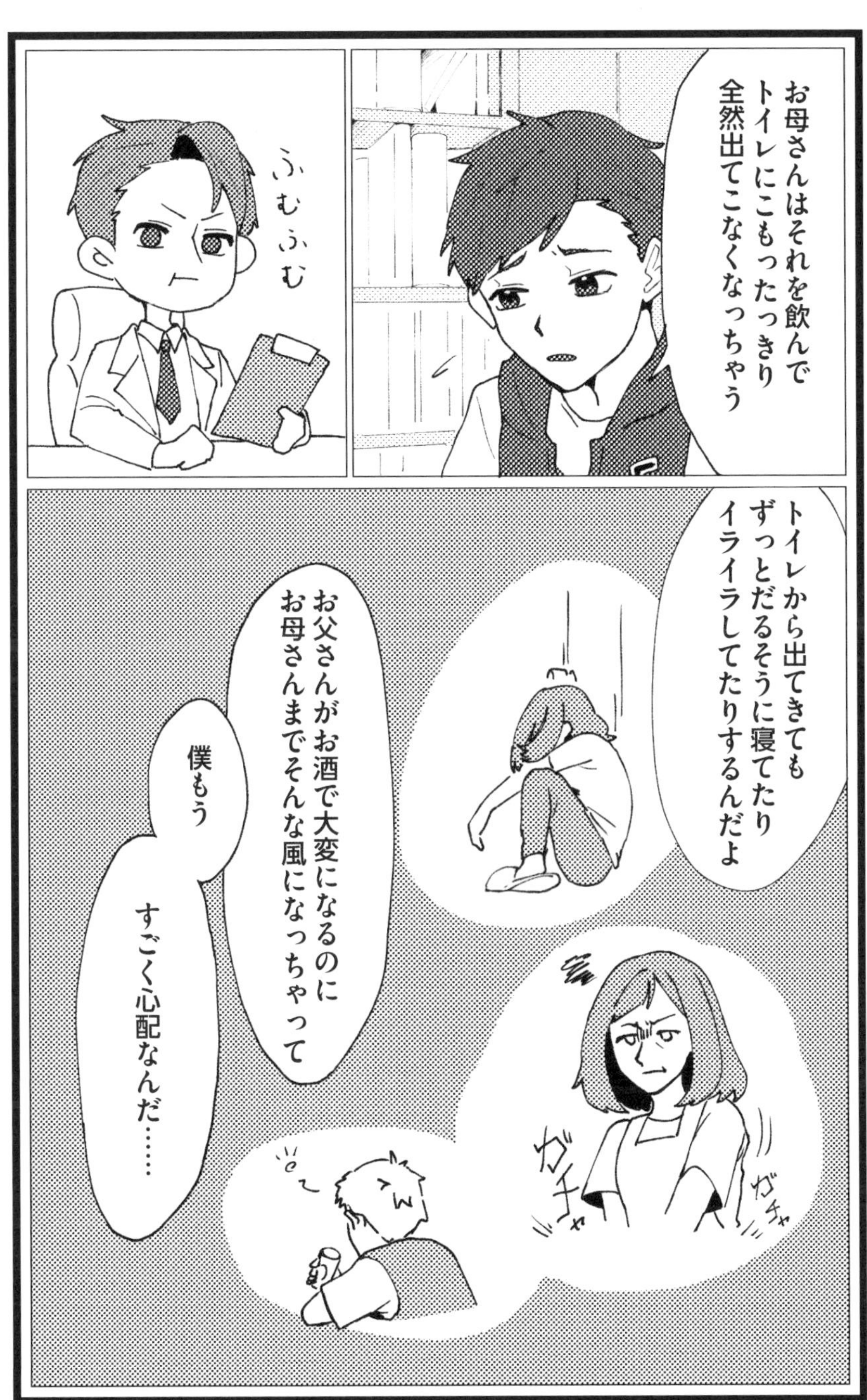
お母さんはそれを飲んで
トイレにこもったっきり
全然出てこなくなっちゃう
ふむふむ
トイレから出てきても
ずっとだるそうに寝てたり
イライラしてたりするんだよ
お父さんがお酒で大変になるのに
お母さんまでそんな風になっちゃって
僕もう
すごく心配なんだ……
ガチャ
ガチャ

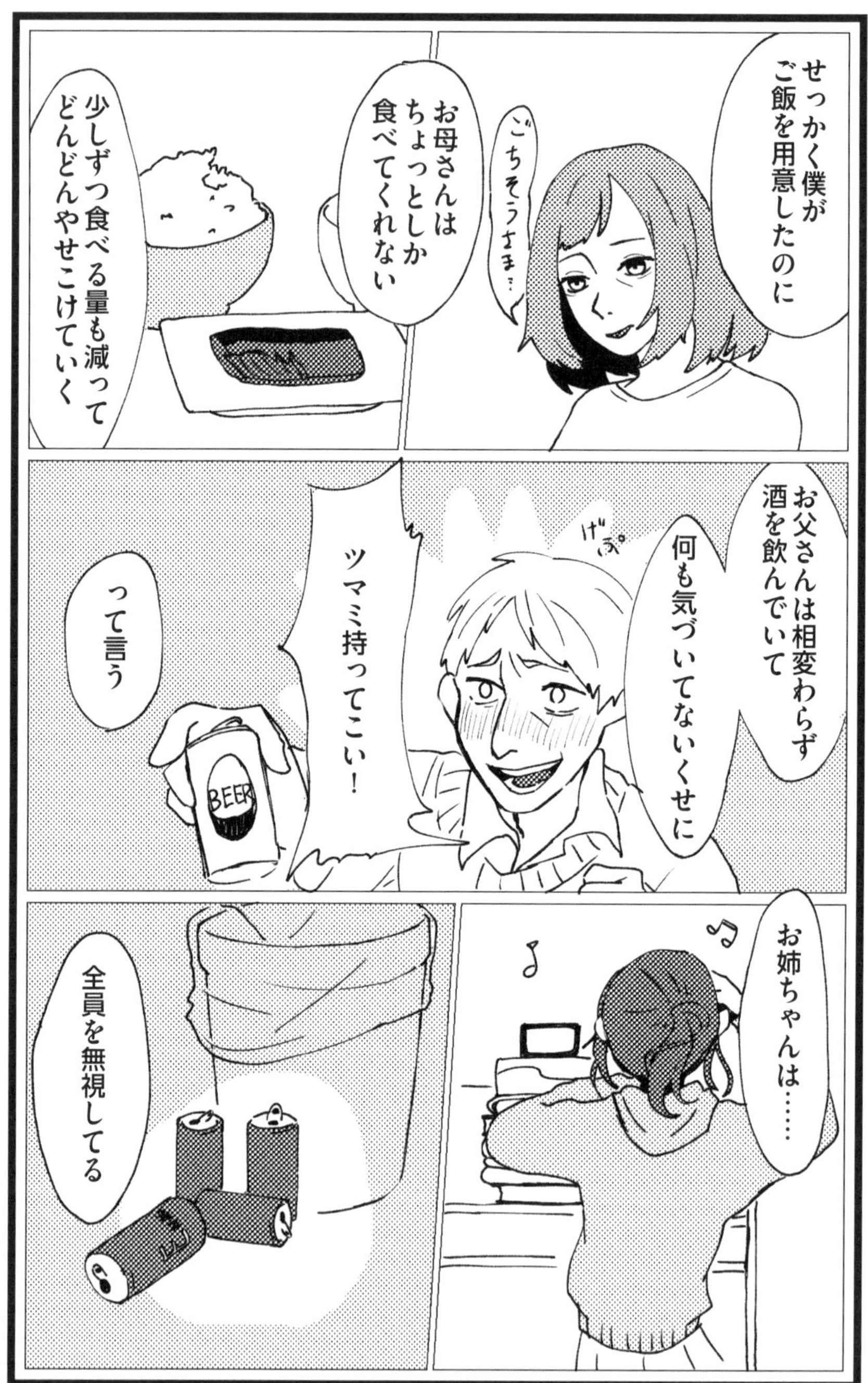

せっかく僕が
ご飯を用意したのに
ごちそうさま
お母さんは
ちょっとしか
食べてくれない
少しずつ食べる量も減って
どんどんやせこけていく
お父さんは相変わらず
酒を飲んでいて
げぷ
何も気づいてないくせに
ツマミ持ってこい！
って言う
BEER
お姉ちゃんは……
全員を無視してる

薬の安全、危険はどうやって決まるの？

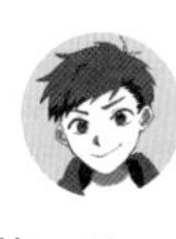

サトル　ねぇ先生、ダイエットサプリって飲んでも大丈夫なのかな？　お医者さんとか薬剤師さんが「飲んでね」って言ってきた薬以外って、ドラッグっていうやつじゃないの？

松本先生　う〜ん。サトルくん、とても大変な思いをしているね。もしかしたら、お母さんも依存症になってしまっているかもしれないなぁ。

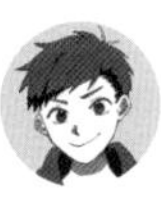

サトル　ということは……ダイエットサプリ依存症？

松本先生　基本的にはどんな薬でも、まとめて薬物依存症と呼んでいるよ。それがサトルくんのお母さんが飲んでるようなサプリメントでも、ドラッグストアで買えるような風邪薬でも、病院でもらう処方薬でも——法律で禁止されている麻薬や覚せい剤でも医学的にはどれも薬物。つまりドラッグなんだ。

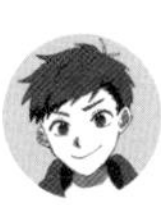

サトル　じゃあ、お母さんが飲んでいるダイエットサプリは違法じゃないんだね。よ

かった。

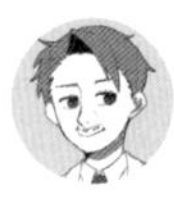

松本先生　サトルくん、犯罪かどうかっていうのは、「安全かどうか」とは別のことなんだよ。

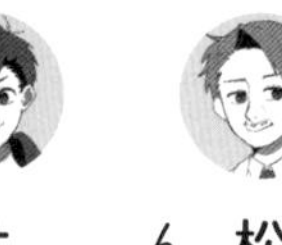

サトル　えっ、どういうこと？

松本先生　インターネットで買えるようなダイエットサプリってね、うんちを柔らかくする下剤みたいな成分も入ってるんだけど、実はそれだけじゃない。メチルエフェドリンや、エフェドリンという成分、それから麻黄（まおう）という漢方が入っていたりすることも多いんだけど、これはね、実は……覚せい剤の原料なんだ。

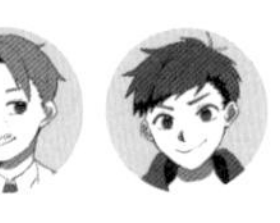

サトル　ええーっ！　じゃあ、持ってたら犯罪じゃん！

松本先生　ところがどっこい、そうじゃないんだよ。国内では製造・販売は認められていないけど個人輸入や個人使用を規制する法令がないんだ。だからサトルくんのお母さんが捕まることは、今のところないと思う。だけど、そういった肥満を防ぐ薬とかやせ薬には、覚せい剤の原料だったり、それに近い成分が入っていることがほとんどだから、薬の成分自体に依存性があるんだ。なので、もし逮捕されなかったとしても、健康面を考えたら、けっして安全ではないよね。依存症になるリスクが高いし、ダイエット薬によっておなかを下し続けてうんちが緩くなってしまうと、うんちと一緒に栄養も流れ出てしまうから。

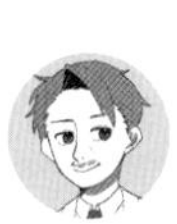

サトル　そっか……。たとえ犯罪じゃなくても、体のことを考えると、よくないんだね。

松本先生　特に女性には多いんだけど、やせることに執念を燃やす人って少なからずいるんだよ。自分に自信が持てない状態のときなんかはやせて周りから「やせたね」とか「キレイになったね」とか言われるとすごくうれしくなって、脳の中ではドーパミンという分泌液が出る。ドーパミンは神経伝達物質の一種で、快の感情、意欲、学習などに関わるとされていて、ドーパミンがたくさん分泌されると、活動的になったり、幸福感に満たされたりする。とても大事な役割を担っている分泌液なんだけど、そのドーパミンが分泌されたときの行動に執着する回路も一緒につくり出すんだ。繰り返しドーパミンを出したい！　って、脳が働いてしまうんだね。

松本先生　ダイエットサプリには依存性がある成分も含まれている、やせるとみんなから承認してもらえる――つまり、薬そのものがもたらす身体的な依存性と、承認されることの心理的な依存性が、ダブルでくるんだ。するとあっという間に薬の量が増えちゃうね。だから、サトルくんのお母さんがそれをはじめたのは、とても危険なこと。しかも、食べる量を抑えて薬を飲んでいるんだよね。そうやって体重を減らしていくと、どうなると思う？

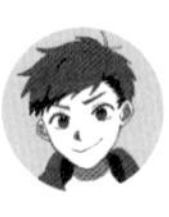

サトル　うーん……。一気にやせて、骨みたいになっちゃう？

松本先生　そう思うよね。それが実はね、どんどん体質が変わって、太りやすくなるんだよ。ちょっとしか食べてないのに太るっていう、本人にとってはすごく悲しい現象が起きてしまうんだ。

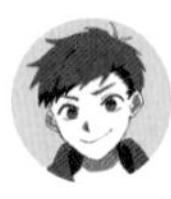

サトル　えーっ!?　どうして!?

■やせたい気持ちと依存のメカニズム

サプリを飲む
脳が刺激を受ける
1　体重が落ちる快感と興奮
脳内で快感物質が大量放出
2　やせた！ほめられた！
3　周りの称賛　すげ〜！
脳が快感を記憶
またその快感を味わいたい
もっとキレイになれるかも
サプリ（薬物）の量が増える
まだやせたりないと感じるようになる
もっと!!　もっと!!
少しだけ体重増える
増えた分を取り戻そうとさらに摂取する
サプリ（薬物）への依存
やせてもやせても足りないと感じるようになる

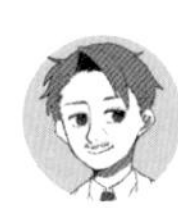

松本先生　たとえば「摂食障害」という、食べること・やせることに関する依存症のような病気があるんだけど、僕が診ている摂食障害の患者さんたちはその悲しい現象にいつもビビってるし、「ちょっとしか食べてないのにどうして太るの⁉」って言うんだ。実は、危険なダイエットをしてるうちに太りやすい身体になっちゃったんだよね。きちんと食べ物を食べずに、薬に頼ってやせようとしていると、脳の栄養が足りなくなる。つまり、脳が飢餓状態に陥るんだ。すると、少しだけ食べたりしたときに、脳が「今しか栄養を吸収するチャンスがない！」と感じて、そのちょっとの食べ物から栄養を力の限り吸収するようになってしまう。だから最近は、ダイエットをするときにも、ドカ食いする日をわざとつくるようにすることで太りやすい体質になることを防ぐっていうのが、健康的なダイエットの主流になってきてる。
でもサトルくんのお母さんは、そうした計画的なダイエットじゃなくて、食事を極端に減らしながら薬を飲むことでやせ続けていってるでしょう。それだとどんどん太りやすい体質になっていくから、ますます薬をやめられなくなってしまうよね。

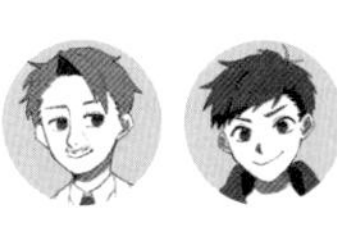

サトル　そうなんだ……。お母さんには、健康的なダイエットをしてほしいなぁ。

松本先生　そうだよね。ちなみに、薬を飲み続けているとどんどん身体に耐性ができて、量を増やさないと薬が効かなくなっていくから、だんだん使う薬の量が増えていっちゃうんだ。大変だよね……。

カフェインは薬物？

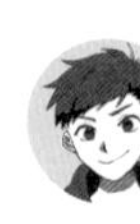

サトル　わ！　先生、それってコーヒー？　僕の通ってる学校に、コーヒーとタバコの匂いですっごくくさい先生がいるよ。その匂いが気になって、勉強する気にならないんだ。

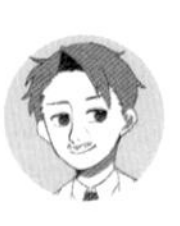

松本先生　あはは（笑）　それは、もう正直に「くさい！」って言っていいと思うよ（笑）「その匂いはおじさんの匂いだ！」とか言ってあげたら、先生そのときはぶちぎれるかもしれないけど。もしかしたら一人になったときにしゅんってして、こそこそと歯を磨いたりするんじゃない？（笑）

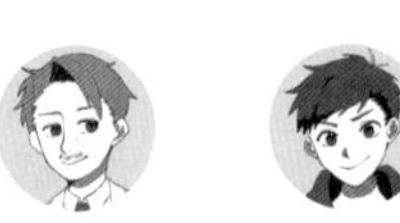

サトル　言われなくても、大人なんだから自分で気づいてほしいけどね。――そういえばコーヒーも、薬物の一種なんだよね？

松本先生　おっ、サトルくん、よく知ってるね。そう、コーヒーに入っているカフェインも、れっきとした薬物です。コーヒーは元々、イスラム教のお坊さんたちが夜通しお経を唱えるときに使っていた飲み物なんだよ。トルコなんかですごく人気が出てきたんだけど、「コーヒーはよくない！」という一派もあってね。すぐに受け入れられたわけじゃなかった。コーヒーを売ってた人が処刑されたりとか、販売されているコーヒーが全部捨てられたりする時期もあったんだ。

そのあとヨーロッパにコーヒーが入ってきたときにも、最初から受け入れられたわけじゃない。さっきのサトルくんみたいに、「コーヒーの匂いがくさい」って言って、「公害だ！」っていう反対運動が起きたこともある。でも、しばらくするとみんなコーヒーのとりこになっていったんだ。

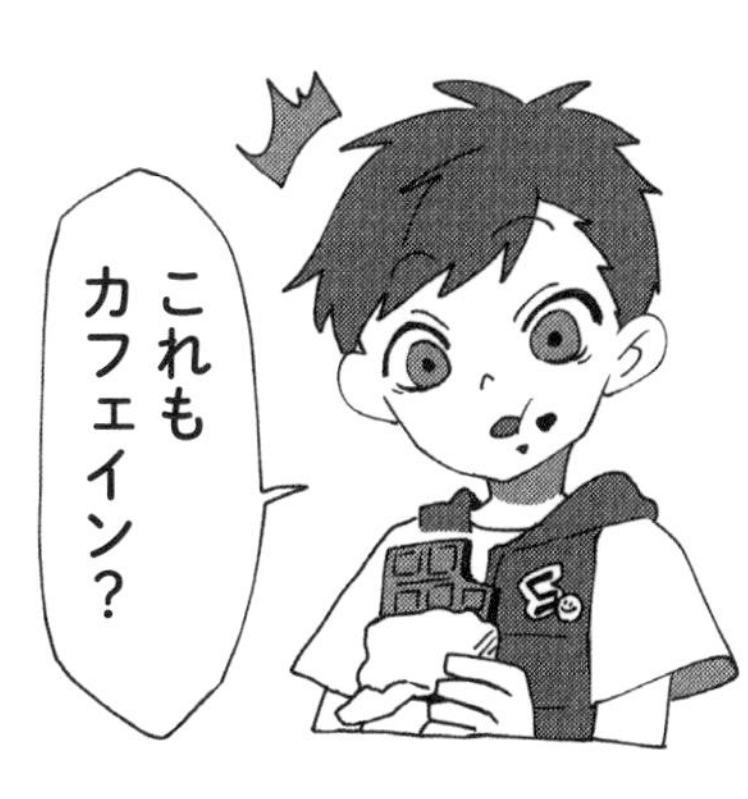

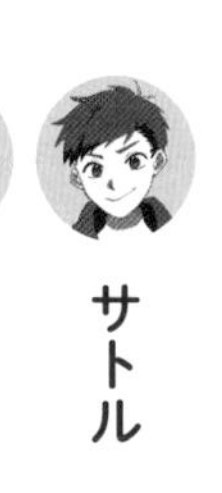

サトル　やっぱり薬物だから、みんな依存してとりこになったのかな？

松本先生　そうかもね。でもね、確かにコーヒーは薬物なんだけど、コーヒーがヨーロッパの文化に入ってきてから、いいこともあったんだよ。それは、昼間っからお酒を飲んでダラダラしていた人たちが、コーヒーを飲むことによってシャキッとなったってこと。実はね、イギリスの清教徒革命とかフランス革命は、近くにあったカフェテリアでコーヒーを飲みながら行なった議論の中で生まれた動きだったんだ。カフェテリアは、いろいろな知識を共有する場所だった。だから、ヨーロッパ文明は、コーヒーが入ってきてから大きく進歩したよね。弱い覚せい剤みたいな作用で、人々をシャキッとさせた。

サトル　えっ、弱い覚せい剤!?　そう聞くとちょっと怖いな。コーヒーを飲んでも危険はないの？

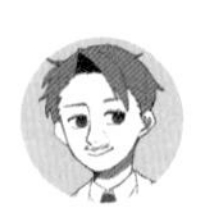

松本先生　カフェインは確かに薬物だし、覚せい剤と同じように、脳の働きを活発にして眠気をとる作用がある。でも、その作用がそんなに強くないのと、効果のある時間が短いってことで、コーヒーは一般的にも愛される飲み物になった。もちろん薬物は薬物。だけど、人を振り回す力が弱い薬物と言えるかな。

ただ、いつもかったるくて疲れやすくて、うすら眠いのを悩んでいるような人にとっては、コーヒーみたいに弱い薬物でも、執着するのには十分。それで、コーヒーの覚せい作用のある成分だけを集めたカフェイン錠剤っていう薬まで求めるようになったりする人はいるよ。だからね、それが危険な薬物かどうかっていうのは、薬物だけの作用ではなくて、それを使う人がどのくらい困りごとを抱えているかにもよるんだ。

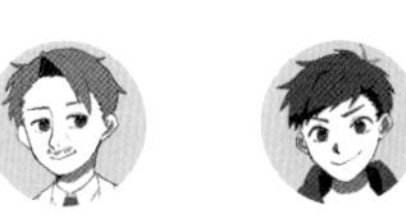

サトル　じゃあお母さんがダイエット薬を飲んでいるのも、お母さんがやせたいって真剣に悩んでて、その困りごとをなくすために飲んでるのかなぁ。

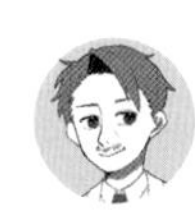

松本先生　そうかもしれない。もしかしたら、やせることで自信をつけたり、目を向けてほしいのかもしれないよね。いつもお酒ばっかり飲んでいるお父さんを見ていて、寂しくなっていたりして。やせてキレイになればお酒をやめてくれるかもって思っているのかもしれない。僕はサトルくんの話を聞いただけだから、サトルくんのお母さんが本当はどう思ってるのかはわからないけど。

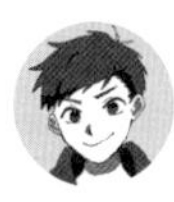

サトル　そっか……。あっ、そういえば……、コーヒーじゃないんだけど、最近お姉ちゃんがずっと明け方ぐらいまで起きてて、誰かと通話しながら動画を撮ったり、ゲームしたりしてるみたいなんだ。そのときにエナジードリンクを飲んでるっぽくてさ、ゴミ箱いっぱいに空き缶が捨ててあるんだよ。あれってカフェインが入ってるんだよね？お姉ちゃんまでお酒を飲んだのかと思って見てみたら、「カフェイン○○グラム」って書いてあった。お姉ちゃんでも買えるみたいだけど、カフェインって、子どもが飲んでも大丈夫なのかな？

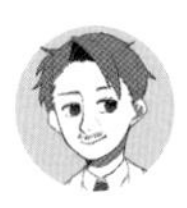

松本先生　そうか。それはまずいね。子どもがカフェイン入りの飲み物を飲むことは法

律で禁じられてはいないけど、子どもも妊婦さんも、カフェインは控えたほうがいい。子どもは大人よりもカフェインの影響を受けやすくて、効果が切れた途端に頭が痛くなったり、めちゃくちゃ疲れたりする可能性が高いんだ。それがつらくてカフェイン入りの飲み物をさらに飲むと、カフェインへの耐性がどんどんついていく。カフェインは他の薬物と比べてあっという間に耐性がついてしまうから、眠気が飛ぶ感覚はすぐになくなってしまって、摂取量が増えやすい薬物なんだよ。それは大人だって同じ。
特にエナジードリンクには、カフェインの他にも糖分がたくさん含まれているから、たくさん飲むようになってしまうと、カフェインの効果はもちろん、糖分の摂りすぎだって心配だね。依存症もそうだけど、別の病気になってしまうリスクまで高くなる。しんどい仕事をするためにコーヒーを飲んだり、夜更かしするために栄養ドリンクを飲んだりしている大人はたくさんいるから、「大人もやってるじゃん！」って言われたらその通りなんだけど……、子どものうちから化学物質で脳のコンディションを調整するようなことは、覚えてほしくないなぁ。

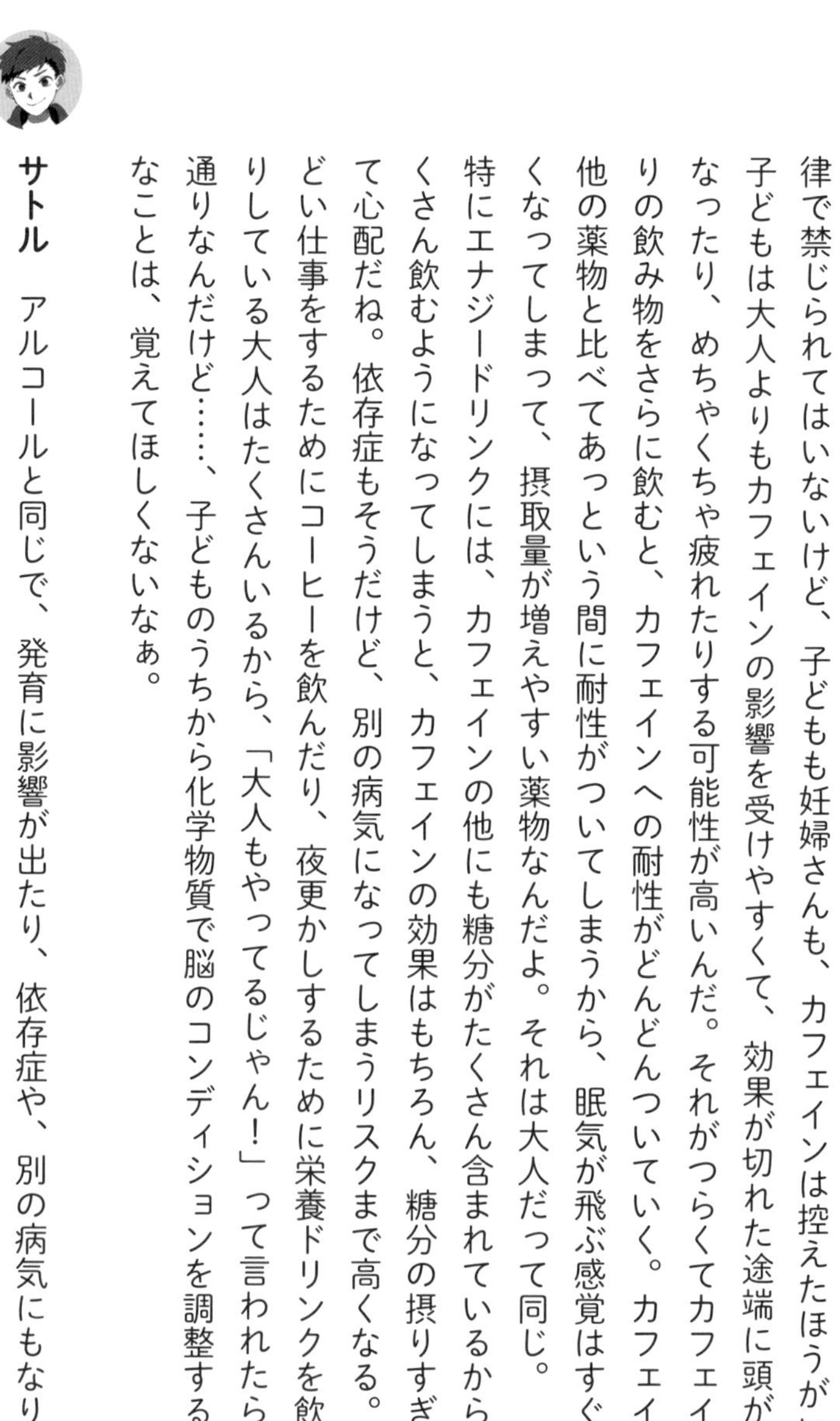

サトル　アルコールと同じで、発育に影響が出たり、依存症や、別の病気にもなりやすくなっちゃうんだね。

松本先生　そう。でも残念なことに、最近は大人も子どもも、カフェインと糖分がたくさん含まれているエナジードリンクを、ソフトドリンク感覚で飲んでいるんだよ。デザインも豊富で、かっこよかったりするから、ファッション感覚でエナジードリンクを飲む子もいる。それに、勉強が進むからって、塾の差し入れにお父さんやお母さんがエナジードリンクを持っていくこともあるんだよ。

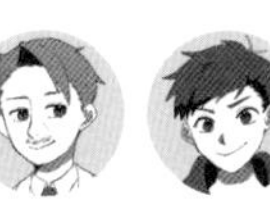

サトル　あー！　僕も進学塾に通ってる友だちの家で見たことある！

松本先生　そうだよね。日本でも、第二次世界大戦が終わったあとの昭和時代ぐらいかな、覚せい剤がまだ犯罪じゃなかった頃には、受験勉強をする子どもたちが覚せい剤を使って勉強をしていたんだよ。

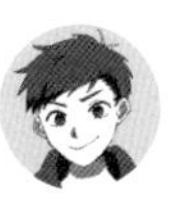

サトル　えーっ！　子どもが覚せい剤!?　勉強のために!?

松本先生　今じゃ考えられないでしょ？　でもね、昔は覚せい剤も安全な薬だって思われていたし、誰でも薬局で買えたんだ。シャキッとして眠たくなくなるし、集中できるから、勉強に最適だ！　ってね。今はその代わりが、エナジードリンクになっているのかもしれないね。

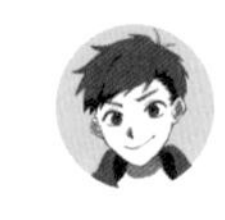

サトル　じゃあもしかしたら、今は一般的には安全だって思われてるような薬物も、将来的には法律で禁止されたりするかもしれないんだね。

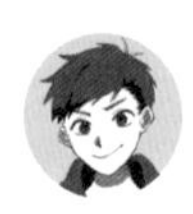

松本先生　そうだね。だからこそ、薬物に頼らないような方法で対処できるようになっておくのが一番いいと思う。本当はさ、眠くなったら寝たほうがいいんだよ（笑）そうすれば脳が休まって元気になるし、勉強や仕事、ゲームのパフォーマンスだって上がる。カフェインに頼って依存症のリスクを増やしながら無理をするより、しっかり休んで眠りながら時間をやりくりしていく方法を身につけたほうが、ずっと健康的だからね。でもそういう効果的な方法を取らずにカフェインに頼って眠気を調整するというのは、サトルくんのお母さんがダイエットサプリに頼って体重を調整しようとするのと似てる気がする。もしかしたら、仕事が多すぎて寝る時間を削らなくちゃいけないとか、とにかくたくさん勉強しないと受験に落ちちゃうかもとか、そういう困りごとが、そこにあるのかもしれないね。

家族のために何かできることは？

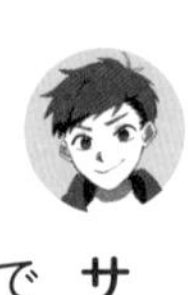

サトル　僕、お父さんやお母さんが心配なんだ。お酒も飲んでほしくないし、薬も飲んでほしくない。僕が家族のためにできることって何かないかな？

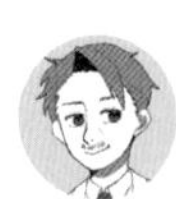

松本先生　そうだなぁ。子どもが親のために何かしよう！　って頑張りすぎる必要はないと僕は思うけど……。お父さんのこともお母さんのこともそうだけど、とにかく家の中だけの秘密にしておかないってことは必要かもしれないね。子どもたちは暗に口止めされていたり、絶対これはよその人に知られちゃいけないって思い込んでいる場合もあるでしょう。そうじゃないよって、自分でどうにもならないって思ったときには周りを巻き込んでいいんだよって、僕は思うな。それが話しやすい親戚のおじさんおばさんとかがいい場合もあるし、児童相談所や精神保健福祉センターのような公的機関の支援者がいい場合もあるけど、子どもにとって公的な機関ってハードル高いよね。話せる親戚がいない子だっているだろうし。学校の先生っていう手もあるけど……。

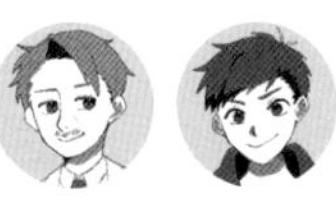

サトル　学校の先生は嫌い。

松本先生　みんなそういう風に言うよね。たとえば親戚の中にさ、ちょっと浮いてて、親戚からは評判が悪い人とか、都合よくいないかなぁ（笑）「あんなおじさんになっちゃダメだよ」って言われてる親戚がいたら、その人とかに話せるといいかもしれないよね。もしかすると、そのおじさんは家の中の価値観がやだなって思っていて、少し客観的に自分たちの親族のことを見れる人かもしれないから。サトルくんの理解者になってくれるかもしれない。

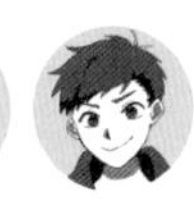
サトル　そういう親戚、僕にはいないなあ。

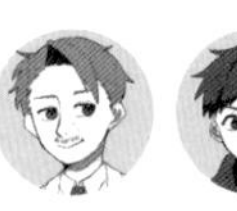
松本先生　あとはそうだなあ。サトルくんとお姉ちゃんの関係性にもよるけど……、もしかしたら、お姉ちゃんも、お父さんやお母さんのアルコールや薬物の問題で傷ついてるのかもしれないと僕は思うんだ。家の中が居心地悪くて、エナジードリンクを飲みながらネットに居場所を求めてるんだとしたら、エナジードリンクを飲むことがやめられたとしても、お姉ちゃんの困りごと――つまり、お父さんやお母さんの問題や、居心地の悪さのようなものは、消えないまま残る。だから、お姉ちゃんと、お姉ちゃんが好きなゲームとか、動画配信者とかの話で盛り上がってみるのはいいんじゃないかな。「昨日の配信どうだった？」とか、「今流行ってるダンス教えてよ」とか。お姉ちゃんとサトルくんが信頼し合えて、いろんなことを話し合える姉弟になれたら、お父さんやお母さんの愚痴を言い合える人が身近にできるしね。
やっぱり、孤立してしまうのはなるべく避けたいと思うんだ。少しずつでもサトルくんの周りにサトルくんの理解者ができるといいよね。

Q 市販薬なら大丈夫だよね？

A

いいえ。市販薬だろうと、処方薬だろうと――サトルくんのお母さんが飲んでいるようなサプリだって、薬物は薬物です。普通の風邪薬のようなものであっても、海外ではすでに使われなくなった古い催眠鎮静物質が使われていたり、脳に直接作用して影響を与えるような薬もあるので、けっして安全とは言えません。内臓の病気を引き起こしやすくなる薬まであるんですよ。

市販薬のもっとも危ないポイントは、もし重大な副作用や乱用の反応が起こっても、適切な処置が施しにくくなることかもしれません。なぜなら、あまりにも多くの製品があるうえに、日々新しい市販薬が発売されていくので、それぞれの市販薬にどのような成分が含まれているのかを、ほとんどの医師が把握できていないからです。

そうなると、たとえば副作用による重大な不調があったとしても、それがどのような薬による反応なのか、なんらかの病気による症状なのか、判別をつけることすらむずかしくなってしまいます。

それと昨今、若者の間で大麻が流行っていると言われていますが、本当に乱用されている薬物のナンバーワンは、大麻でも危険ドラッグでもなく、市販薬だということがわかっています。

その理由は、堂々と入手できて、簡単に買えるから。手を出すハードルが低い割に、危険な成分が含まれている、依存性の強い薬物が、ドラッグストアでいつでも買えてしまう。これぞ市販薬ならではの危険性ですよね。

その手軽さは、薬物をやめたいと望んだあとにも、多大な影響を与えます。多くの市販薬依存症当事者が言うんです。「ドラッグストアに行っただけで、棚にある薬物が目に留まってしまう」って……。生活の中にある以上、依存していた薬物と離れて生きていくこともむずかしいんです。これは、お酒にも言えることですけどね。

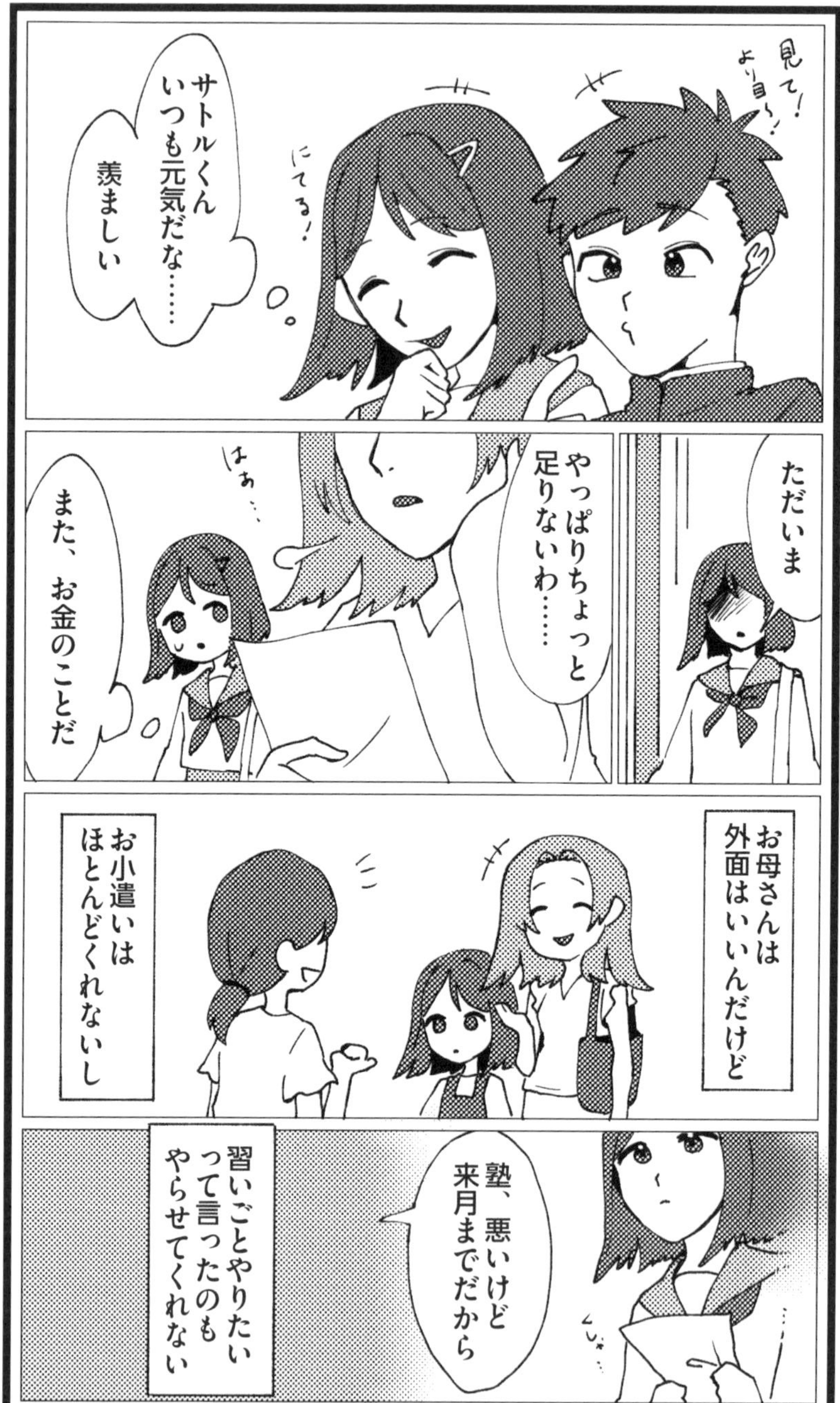
見て！より目〜！
にてる！
サトルくん
いつも元気だな……
羨ましい
ただいま
やっぱりちょっと
足りないわ……
はぁ…
また、お金のことだ
お母さんは
外面はいいんだけど
お小遣いは
ほとんどくれないし
塾、悪いけど
来月までだから
習いごとやりたい
って言ったのも
やらせてくれない
……
くしゃ…

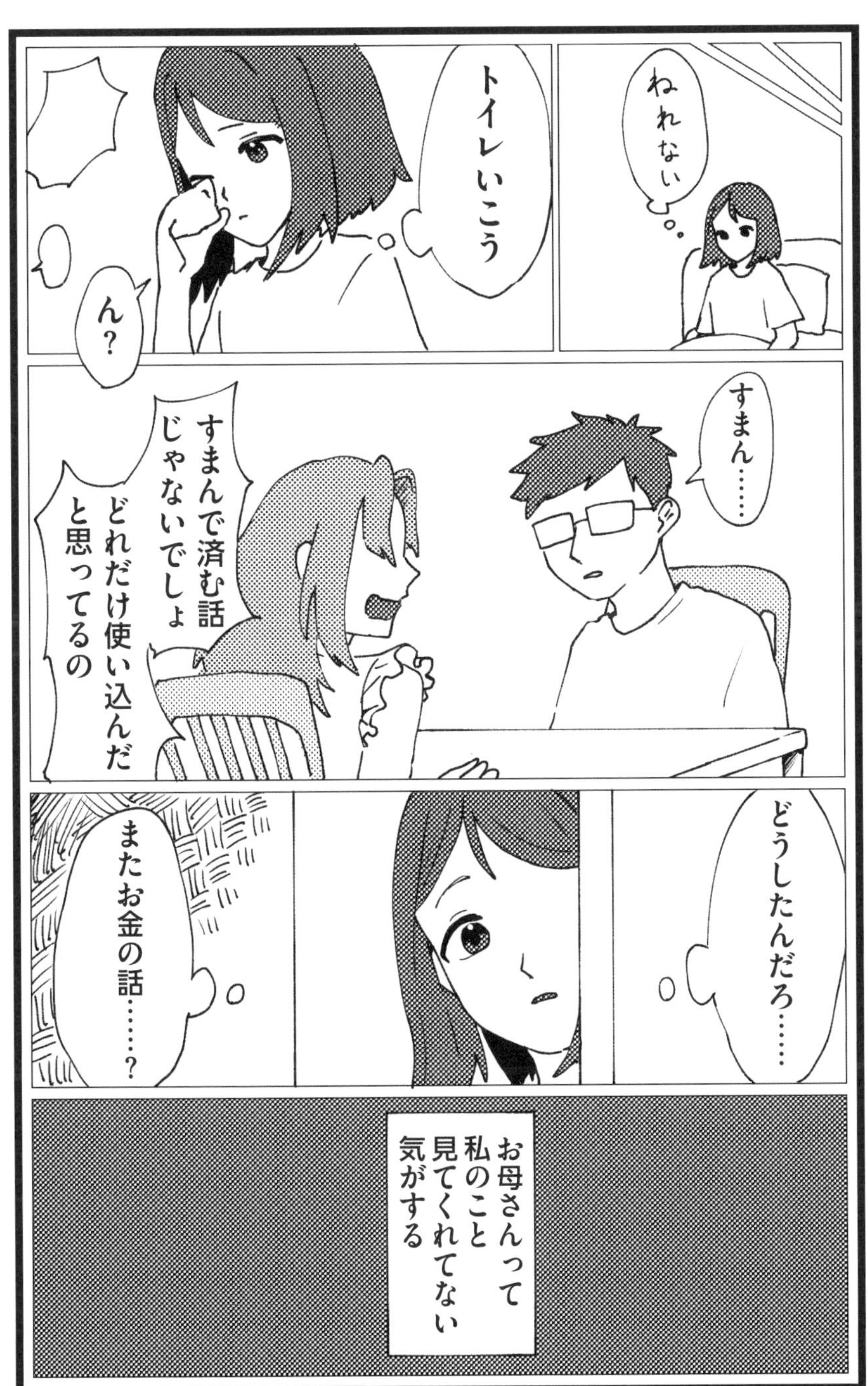
ねれない
トイレいこう
ん？
すまん……
すまんで済む話じゃないでしょ
どれだけ使い込んだと思ってるの
どうしたんだろ……
またお金の話……？
お母さんって私のこと見てくれてない気がする

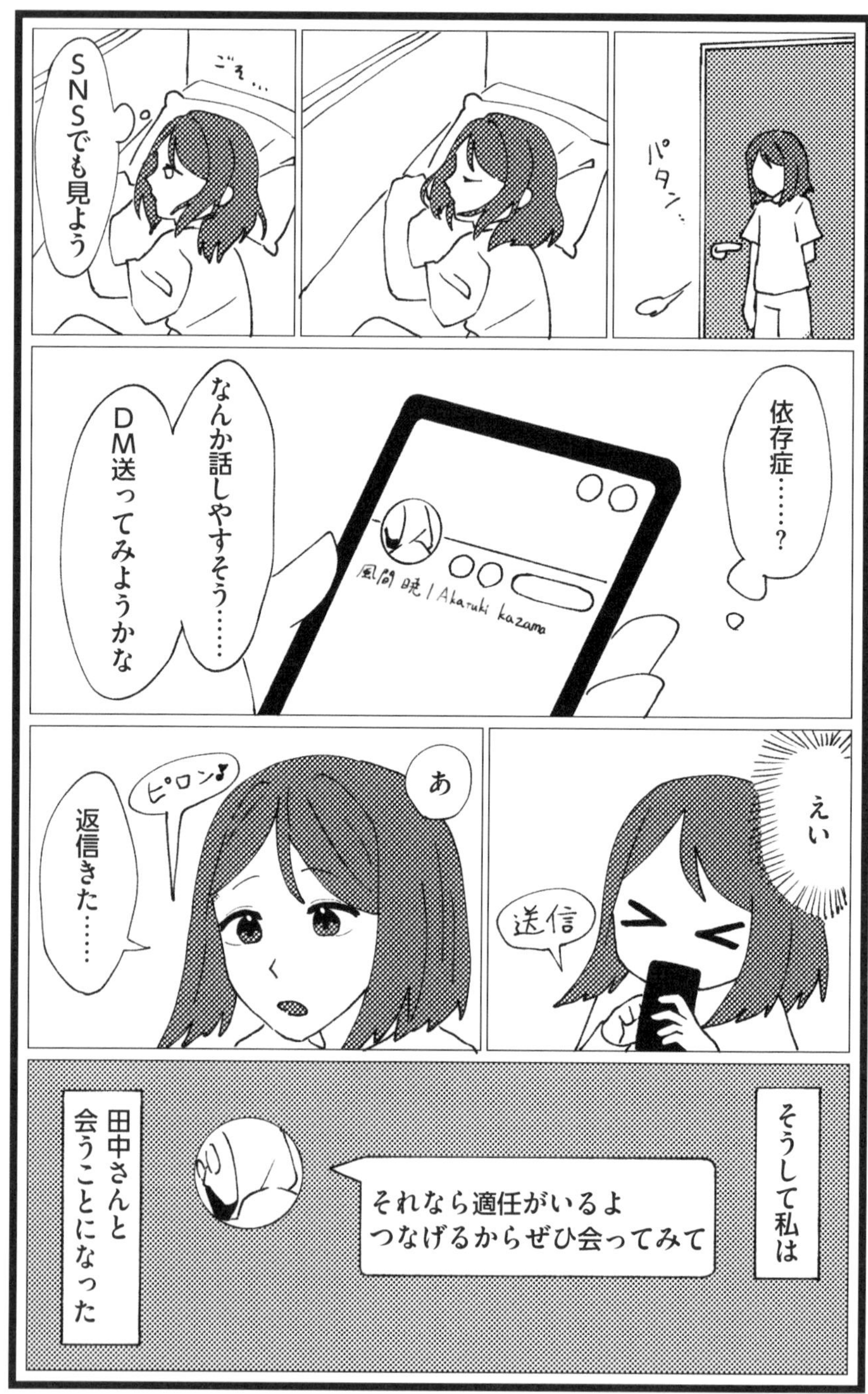
SNSでも見よう
ごそ…
パタン…
依存症……？
なんか話しやすそう……
DM送ってみようかな
風間暁 / Akatuki kazama
えい
送信
あ
ピロン♪
返信きた……
そうして私は
それなら適任がいるよ
つなげるからぜひ会ってみて
田中さんと
会うことになった

子どもにしわ寄せが行く依存症

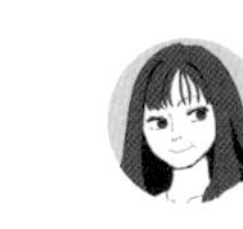

田中さん　アキちゃん、こんにちは！　よく来てくれたね。家のことで悩んだとき、誰かに相談してみるっていうのは、とても大事なことだと思う。すごいよ！

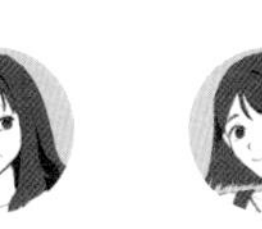

アキ　……わぁ、田中先生って、明るい人なんですね。ちょっと安心した。専門家って聞いて、もし偉そうな先生だったら嫌だなぁと思ってたから……。

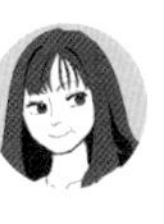

田中さん　先生だなんて！　私は依存症の当事者だよ。

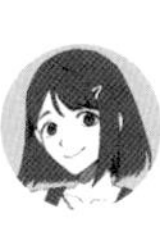

アキ　えーっ！　田中先生は依存症の当事者なの⁉

田中さん　そうよ。バリバリの依存症。でも今は仲間たちのおかげで回復できて、支援することを仕事にしたの。だから先生だなんて呼ばないでいいし、気軽になんでも相談してね。でも、言いたくないことは言わなくていいからね。

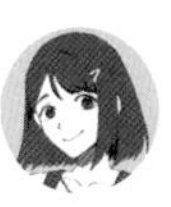

アキ　わかりました！　田中さん、ありがとうございます。実は……親が毎日のように

お金のことで、私にも聞こえるように文句を言うんです。それって私がバカだから、週3回も塾に通ってたせいなのかなって。塾には友だちもたくさんいたんだけど、やめさせられちゃいました。

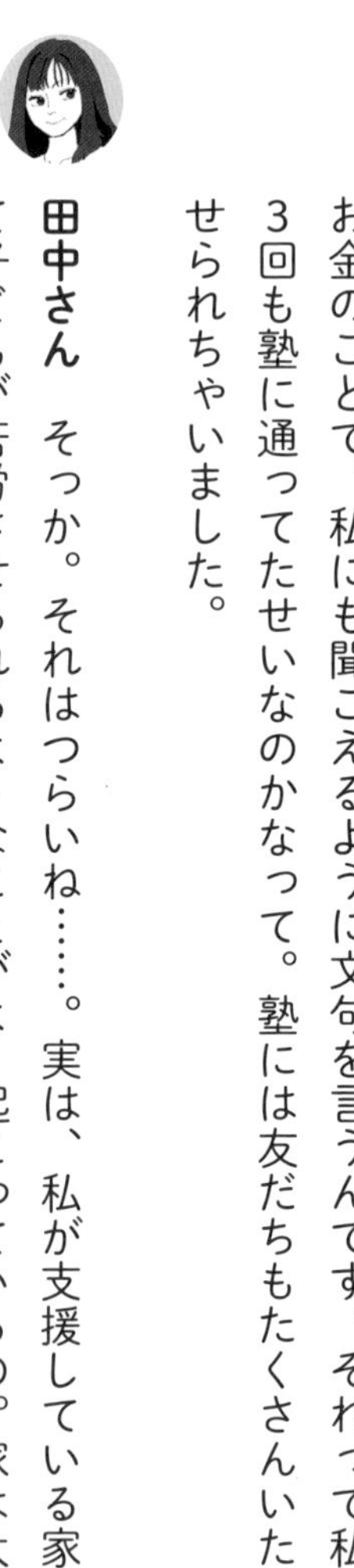

田中さん　そっか。それはつらいね……。実は、私が支援している家庭でも、そうやって子どもが苦労させられるようなことがよく起こっているの。家は大きくて立派な一軒家だし、車もあって、両親もいて、仕事もちゃんとしてる。でも、なぜかお母さんはいつもお金のことでイライラしているように見えて、気づいたら子どもは習いごとをやめさせられていたりしてね。どんどん洋服も買ってもらえなくなっていって、ご飯も質素になっていくみたいなさ。
実は、そこにギャンブル依存症の問題が隠れているってことは、珍しくないんだよね。

アキ　ギャンブル依存症……？

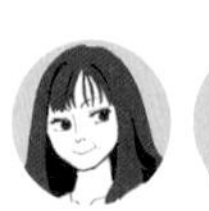

田中さん　そう。ギャンブル依存症っていうのは、アルコール依存症や薬物依存症と同じ、脳の病気です。アルコールや薬物と違うのは、それが「物質」じゃなくて「行為」への依存なんだってことかな。お酒や薬物には、それ自体に依存性がある。けど、ギャンブルってそうじゃない。「それをすること」に依存しちゃうの。アキちゃんの身近な

ところで言えば、ゲームのガチャにハマっちゃうのも、ギャンブル依存症と同じ仕組みなんだよ。

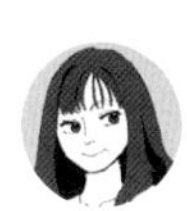

田中さん　もちろん、アキちゃんのお母さんやお父さんがそうだとは限らない。けど、実はものすごく多いんだ。ギャンブル依存症の問題を持つお父さんと、その尻拭いをするお母さんがいて、最初に削られていくのが子どもにかかるお金だっていうケースは……。

たとえば、お父さんがギャンブル依存症だってわかって、支援機関につながったお母さんがね、「私たちはギャンブル依存症のことが子どもや周囲にバレないように育ててきました」って言うの。その子は小学校4年生くらいで、1ヶ月のお小遣いが50円しかもらえていなかったんだって。その50円も、何に使ったかをお小遣い帳につけておかなくちゃいけない。だからその子はね、小さい頃からずっと、万引きしていたんだって。

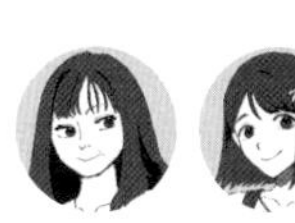

アキ　50円!?　1ヶ月で駄菓子が5個しか買えない。

田中さん　そうだよね。私がそれを聞いたとき、「お母さんもめちゃくちゃお金にとらわれてるじゃん！」と思った。だからきっと、周囲に隠しながら、子どもに使うお金が切り詰められていっちゃうんだろうね。お父さんがギャンブル依存症でお金を使っちゃうけど、お母さんは周囲に対して立派でなんの問題もないように見せたい。だからなんとか家の中でお金のやりくりをして、ギャンブル依存症の問題が外にバレないように、切り詰めていくんだよね。アキちゃんが塾をやめさせられたのも、アキちゃんの頑張りが足りなかったからじゃなくて、もしかしたらアキちゃんのご両親に、そういうギャンブル依存症にまつわる問題が隠れているのかもしれない。

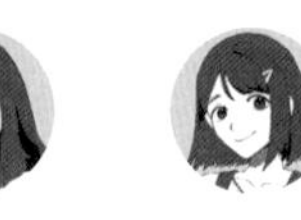

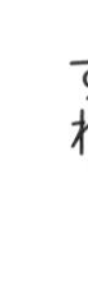

アキ　塾をやめさせられてから変だなって思ってたんだけど、そういうことだったんですね……。

田中さん　もしかしたらまったく関係なくて、単に子どもにいじわるをするような、虐待だったりモラハラをしている親もいるのかもしれないけれど。でも、実際にギャンブル依存症家庭には、そういう話って結構あるのよ。

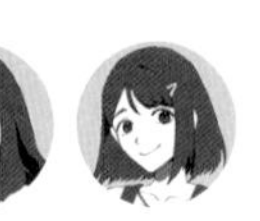

アキ　田中さん、そもそもギャンブルって、いったいなんなんですか？

田中さん　確かに、まずはそこからだよね！（笑）　ギャンブルっていうのは、自分のお金や物を偶然の結果が出る勝負の「勝つほう」にかけること。国際的には広い意味がある言葉なんだけど、日本では基本的に、負けるとお金がなくなって、勝つとお金がたくさんもらえるような、そういうゲームみたいなもののことをギャンブルって呼んでいるかな。街でもよく見かける代表的なギャンブルは、パチンコ・スロットだね。ビカビカに光ってて、うるさいゲーセンみたいな場所、街でもよく見るでしょ？　これは民間が運営しているギャンブルなんだ。あとは競馬、競輪、競艇みたいな公営のギャンブルもある。あそこは国が運営しているの。ちなみに私は、競艇にハマって８００万円使ったし、借金もしたよ（笑）

アキ　８００万円も!?

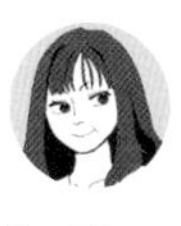

田中さん　うん。ギャンブル依存症の仲間たちの間では、高額の借金は珍しくない。数億円失った仲間もいるしね。やっぱりギャンブル依存症って病気だから、お金を使ってるうちに止まらなくなっちゃって、気がついたら借金が膨れ上がっていたなんてこともよくある話よ。

パチンコって稼げるの？

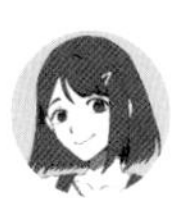

アキ　でも、勝てばお金は儲かるんですよね？

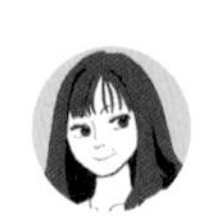

田中さん　勝つ人もたくさんいるように見えるよね！　でもあれは、必ずお客さんが負けるようになっています。そうでなければパチンコ屋はお客さんにたくさんお金を払わなくちゃいけなくなるから潰れるし、お店が潰れちゃったらそこで働く人もいなくなって、困る人がたくさんいる。でも、あんまり潰れるパチンコ屋さんってないよね。すごくたくさん街の中にあるでしょう。だからお客さんが勝つようにはできてないんだよ。

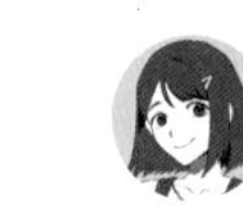

アキ　えー、でも、動画サイトで見たけど、「パチプロ」っていうパチンコのプロがいるんですよね？　あの人たちは勝ててるから、お金が儲かってプロになってるんじゃないんですか？

田中さん　そうだね、勝ててるからプロだよ。でも、それはごく少数の人だし、普通に働いているほうがずっと効率がいい。パチプロになろうと思ってなった人が依存症にならないかって言ったら、それもわからないしね。ギャンブル依存症の人にも、「パチプロを目指したけど無理だった」っていう人はいる。パチプロを目指すってこと自体が、人生のギャンブルみたいなものだよね。それに、パチプロって職業を選んで、大負けしないように計算しながらやっていったとしても、あまり稼げないみたいよ。普通に働いたほうが、仕事の幅も広がるし。

ギャンブルに関する法律が変わったら、当たりの率とかも変わっちゃってがくっと儲からなくなっちゃうかもしれないし、そのことをまったく自分では決める権限がないわけ。それでずーっとパチプロをやり続けるのは結構つらいかもしれないとも思う。それと、普通の仕事だったらだんだんスキルが上がってきてもっと仕事に幅ができたり、広がりができたり、いろいろな人と出会えたり、わくわくするような楽しさっていうのがあると思うんだけど、そういう喜びとか楽しさを感じられることは少ないんじゃないかな。ある程度のお金しか儲からないような仕組みになってるし、長い目で見ても効率的にはすごく悪いと思う。

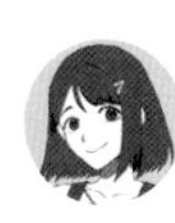

アキ　パチプロも、仕事とはいえずっとギャンブルをやっているってことは、ある意味では依存症みたいなものなのかな？　田中さん、プロと依存症の人の違いってなんですか？

田中さん　プロと依存症の違いはね、自分が決めたルールを守れるかどうか、かな。「ここまで負けたらやめる」「ここまで勝ったらやめる」っていうルールだったり、「1時間だけやる」「1万円だけ使う」っていうルールだったり。そういった時間とか金額の制限の中でやれるかどうか、そのルールが守れるか守れないかどうかっていうのは、ひとつの目安になるかもしれないね。

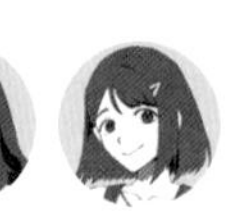

アキ　じゃあプロくらいいっぱいやっていても、依存症にならない人もいるんですか？

田中さん　そう、ならない人もいるよ。でも、プロほどいっぱいやっていなくても、依存症になる人もいるね。

子どもはなんでギャンブルをやっちゃダメなの？

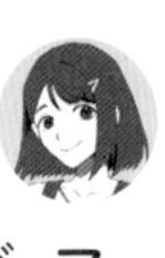

アキ　そういえば、この前好きなアニメの動画コンテンツを見てたら、パチンコの広告が出てきたんです。アニメのキャラも出てますよね。私、それにちょっと興味が出てしまって、ゲームみたいな感じならやりたいなって思いました。でも……やっぱりお酒とか薬物と同じで、子どもは依存症になりやすいんですか？

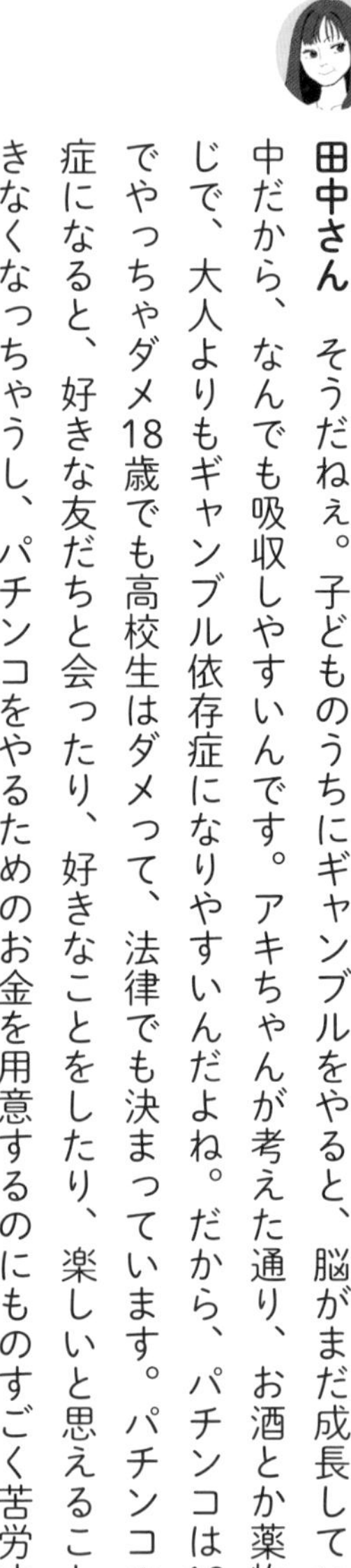

田中さん　そうだねぇ。子どものうちにギャンブルをやると、脳がまだ成長している途中だから、なんでも吸収しやすいんです。アキちゃんが考えた通り、お酒とか薬物と同じで、大人よりもギャンブル依存症になりやすいんだよね。だから、パチンコは18歳まではやっちゃダメ18歳でも高校生はダメって、法律でも決まっています。パチンコの依存症になると、好きな友だちと会ったり、好きなことをしたり、楽しいと思えることができなくなっちゃうし、パチンコをやるためのお金を用意するのにものすごく苦労するよ

うになる。若いうちからやらないほうがいいよね。

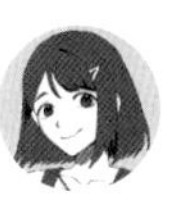

アキ　じゃあゲームならどうですか？　みんなでゲーセン行って、メダルゲームをやるとか。あれはお金じゃないから大丈夫ですよね。

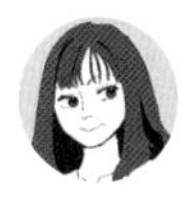

田中さん　あはは（笑）　そう思うかもね。メダルゲームは確かにギャンブルじゃない。でも、すごく楽しくてやりすぎてしまうとか、毎日毎日ゲームをするってことを続けていくと、だんだんその楽しさや刺激に慣れてきちゃうから、もっとやりたい！　って思い続けて歯止めが利かなくなっていっちゃう。だから、けっして安全とは言えないし、依存症にならないとも言えないかな。やっぱり毎日そこに行くような習慣はやめたほうがいいよね。

■ギャンブルの年齢制限

年齢制限	法律	区分
20歳未満 ×	●競馬法（競馬）　●自転車競技法（競輪） ●モーターボート競走法（競艇） ●小型自動車競走法（オートレース）	公営ギャンブル
年齢規制なし 19歳未満 ×	●当せん金付証票法（宝くじ） ●スポーツ振興投票の実施等に関する法律（toto）	くじ
20歳未満 たぶん×	●特定複合観光施設区域の整備の推進に関する法律（民営カジノ）	カジノ
18歳未満 ×	**●風俗営業等の規制及び業務の適正化等に関する法律（パチンコ・パチスロ）** ホール・換金所・景品問屋の3店方式によりギャンブルではなく遊技とされている	

©特定非営利活動法人ASK

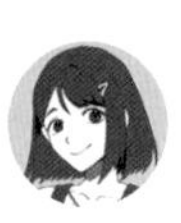

アキ　お金じゃなければ大丈夫ってわけじゃないんですね。

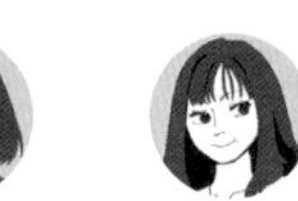

田中さん　そうね、お金じゃなければ大丈夫ってわけじゃない。賞金がないものでもハマっていってしまうってことは、他にもたくさんあるから。

アキ　じゃあ、ゲームのガチャとかは？

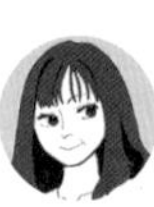

田中さん　ガチャはもう、ギャンブルと同じよ。たとえば強いアイテムとかキャラクターっていう「賞品」が当たるまで回してしまうようになるからね。パチンコと同じ仕組み。だから、ガチャには手を出さないほうが、本当はいいよね。

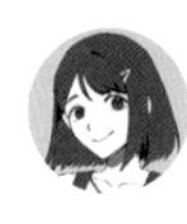

アキ　そうだったんですね……。でも、学校の友だちも、みんなスマホゲームのガチャやってます。

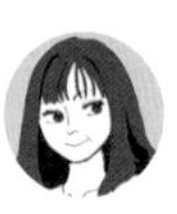

田中さん　そうだよね。そんな中で自分だけやらないってなると、ハブられたりするのが不安になったりすることもあるよね。でもね、実は、スマホゲームのガチャに規制がかかっている国もあるくらいなんだよ。

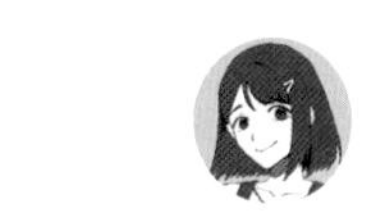

アキ　えっ、そうなんですね……。じゃあ、カードゲームなら大丈夫ですか？　カードゲームって、袋を開けるまでなんのカードが入ってるかわかんないんですけど、やっぱりお金持ちの友だちはたくさん買ってるから、強いカードをたくさん持ってるんです。めちゃくちゃ強くて、私たち誰も勝てなくって……。

田中さん　それも、仕組みとしてはギャンブルと同じだよね。スマホゲームのガチャとも同じ。いいカードが出るまで買うわけでしょう？　偶然性に支配されることにお金を使えば使うだけ強くなれるっていうのは、ギャンブル依存症のリスクを高める仕組みだよ。そのお友だちが少し心配だね。

子どもがお金をそうやってたくさん使うってことは、もらっているお小遣いが多いのかもしれないけど、親のお金をこっそり使っているって可能性もあると思うの。親のクレジットカードでガチャを回しちゃった話もよく聞くし。そうなると、お小遣いの範囲で工夫しているって状態ではないから、もしかしたら依存症と同じようにハマってしまっていて、すでに歯止めが利かなくなっているのかもしれないよね。

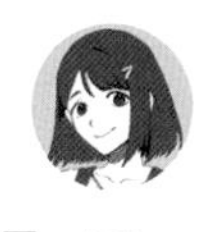

アキ　その友だちは、お金がなくなったら親に言えば、またお小遣いがもらえるって言ってました。

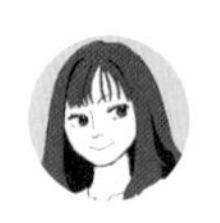

田中さん　そっか。それは危険だね。なくなったらもらえるから、いつまでも買える。強いカードやキャラクターが出るまで、お金を使い続けてガチャを回せるってことだよね。もう持ってるカードとか、弱いキャラクターとかが出たら、それを買ったお金は無駄になっちゃうのにもかかわらず。親がいつでもお小遣いをくれることで、そのお友だちが「強いカードが出るまで買う」っていうギャンブルを続けることが可能な環境になっちゃってる。親がしっかり知識を持たないといけないね。

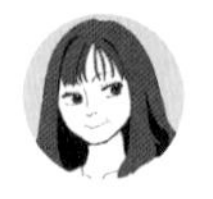

アキ　私のお父さんも、お金がなくなったら借金をしているみたいでした。それと似ていますね。

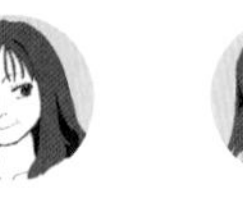

田中さん　アキちゃんのお父さんが借金をしているんだとしたら、それはなおさら、ギャンブル依存症の可能性があるよね。借金するまでギャンブルをやるっていうことは、もう自分のお小遣いの範囲っていうルールが守れなくなっちゃっている証拠。実は、借金とギャンブル依存症って、すごく密接な関係にあるのよ。

ギャンブルとお金の問題

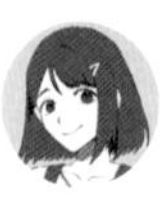

アキ　借金って、一回しちゃうとどうにもならなくなっちゃうんですか？

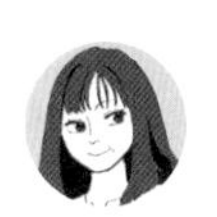

田中さん　一回借金をしてしまうと歯止めが利かなくなってしまうことが多いのは事実だね。「これくらいなら大丈夫かな」って自分に言い訳をはじめて、借金の防波堤を突破してしまうと、そこからずっと借金生活を繰り返すようになってしまう。そのうち自転車操業っていって、借金を返すために別のところから借金をするようになって、気づいたら自分が返せないくらいの借金を抱えてしまう、そんなケースは多いかな。

アキ　前に見ていたアニメで、自分で返せないくらいの借金を抱えちゃった人が「死ぬしかない」みたいなことを言ってたのが印象的で。そうなったらもう、本当に死ぬしかないんでしょうか？

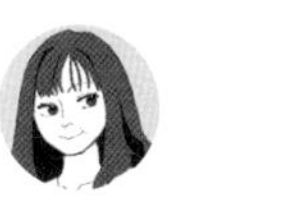

田中さん　ううん、死ぬしかないなんてことは絶対にないよ。でも、実際に死んでしまう確率は普通の人よりも高くなる……。ギャンブル依存症の患者は、そうでない人に比べて、死ぬ確率が30倍から60倍高いと言われてるんだ。

本当は借金の解決方法って必ずあるんだけど、ギャンブルの借金をずっと繰り返していると、どんどん自分を嫌いになっていっちゃうんだよね。自分はダメなやつなんだ！という思いがすごく強くなっていって、こんなに周りの人に迷惑をかける自分、こんなダメな自分は生きていても仕方がないんじゃないか――そんな気持ちが大きくなって、心の病気として死んでしまう人たちも結構いる。お金の問題もだけど、心の問題の面も大きいの。

だけど、その過程で「それはギャンブル依存症っていう病気だよ」って教えてくれたり、「大丈夫だよ。必ず回復できるよ」って助けてくれる人に出会えれば、そこから抜け出すこともできるはず。だから、そのときに誰に出会えるかってことがすごく大事だよね。

そうやって声をかけてくれる人に出会えなくても、周りにいる人たちがその人の問題に気づいてくれて、その人を救い出すためにどうすればいいだろうって動いてくれたりすると、助かる率が高まると思うよ。

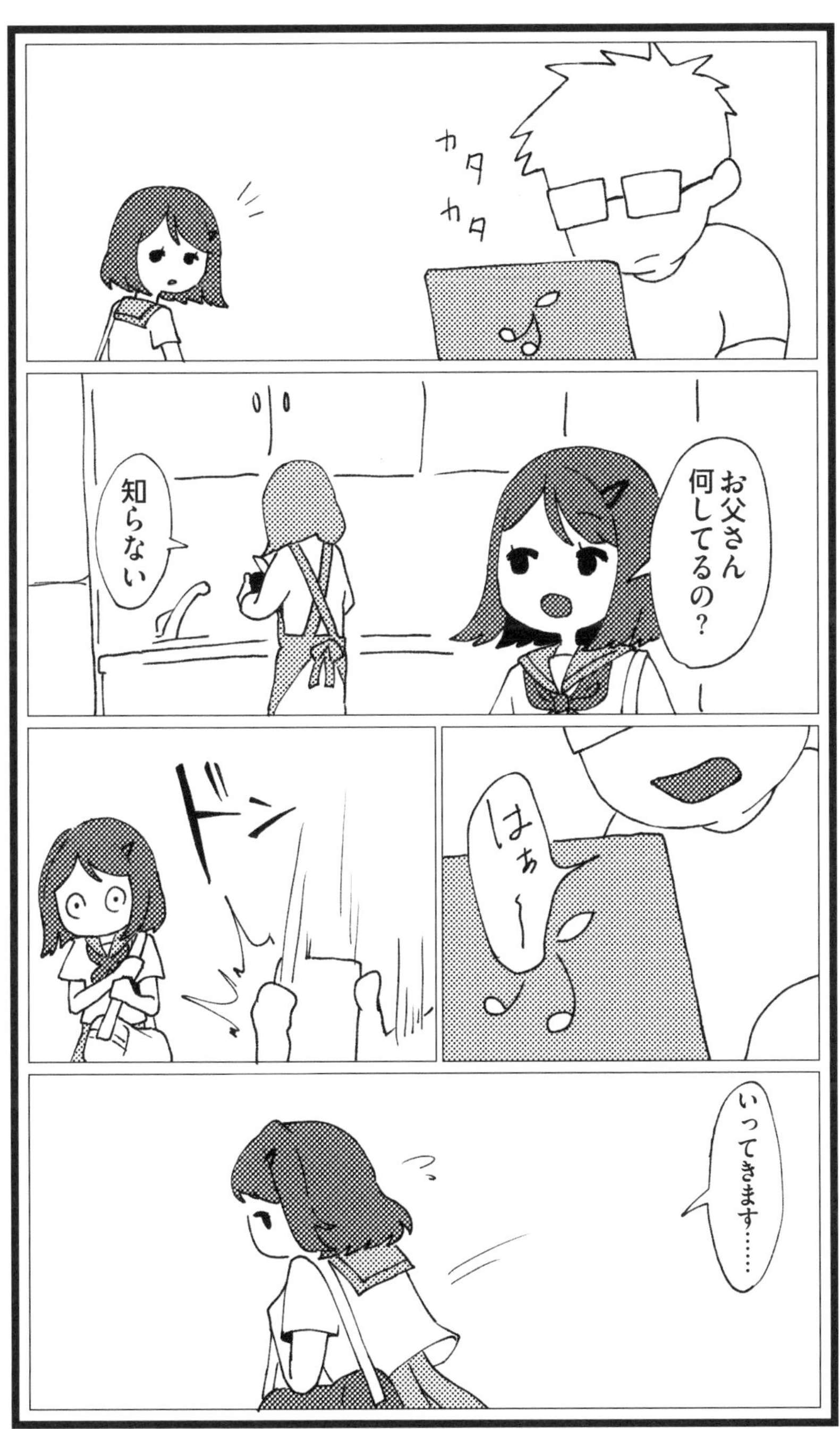
カタカタ
お父さん何してるの？
知らない
はぁ〜
ドン
いってきます……

投資はギャンブルより安全？

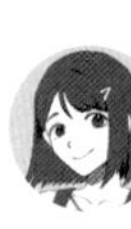

アキ　田中さん。朝起きて、私が学校へ行く準備をしていたら、お父さんがスマホとパソコンにかじりついて、ため息ばっかりついていたんです。「なんだろうな」と思っていたら、なんかＦＸっていうのをやっているみたいで。

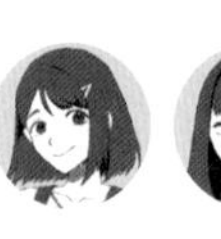

田中さん　そっか、アキちゃんのお父さんがやっていたのはＦＸか。

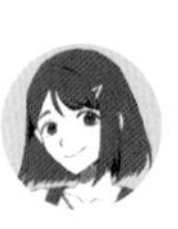

アキ　はい。ずっと画面を見ているんですよ。その画面を見て、怒ったり泣いたり喜んだりしているんですけど。私、そんなお父さんがすごく嫌いです。だからそのＦＸとかをやめてって言ってみたんですけど、お父さんは「これは投資だ！　子どもにはわからないお金儲けで、仕事でもあるから仕方ない」と説明されました。田中さん、お父さんは本当に大丈夫でしょうか？

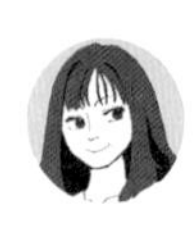

田中さん　うーん……。まあ、そのお父さんの状況を聞いていると、もう大丈夫じゃない状態までできていると思う。できれば、病院や自助グループに行くのをすすめてくれる大人に相談したいね。

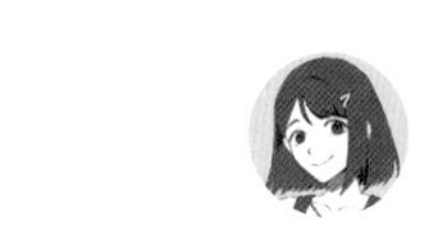

アキ　そっか……。そもそも田中さん、まずＦＸってなんですか？　株とか、投資とか、そういうの全然わかんなくって。パチンコと同じギャンブル？　それともお父さんが言うように仕事でもあるんですか？

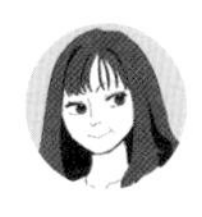

田中さん　確かに、いきなり英語で「ＦＸ」とか言われてもわかんないよね。
ＦＸっていうのは、Foreign Exchangeという英単語の頭文字をとった略語。日本語では外国為替っていって、海外のお金と日本のお金を交換することをいうんだ。でも、じゃあそれの何がお金儲けになるのかというと、外国為替証拠金取引という仕組みができたから。ＦＸは、為替レートの変化を利用しながら、日本円と海外の通貨を売買することで成り立つんだ。

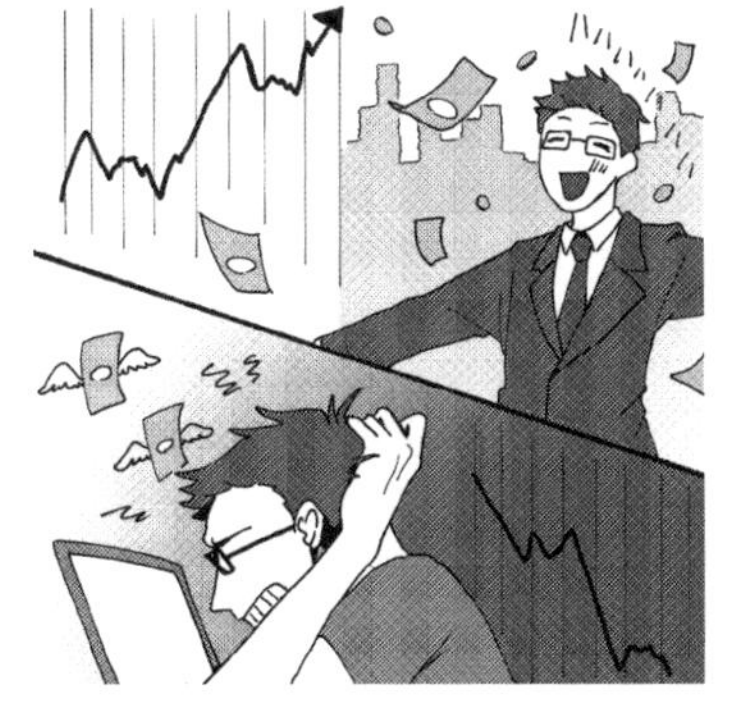

アキ　うーん、むずかしい……！

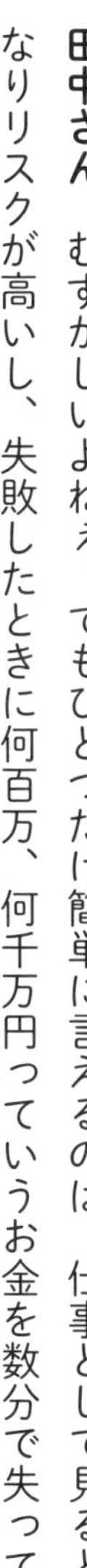

田中さん　むずかしいよねぇ。でもひとつだけ簡単に言えるのは、仕事として見るとかなりリスクが高いし、失敗したときに何百万、何千万円っていうお金を数分で失ってし

まうことがあるものだってこと。知識がないと特に損をするよ。偶然でも一度大金を稼ぐと、その興奮が忘れられなくて、儲かるまで取り引きを続けるようになっちゃう。パチンコで当たりが出るまで続ける、当たりが出ても続ける、当たりが出なくても続けるのと同じよね。でもその金額がとてつもなく大きいの。

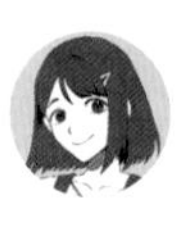

アキ　なるほど……。じゃあやっぱり、最初からやらないほうがいいんですか？

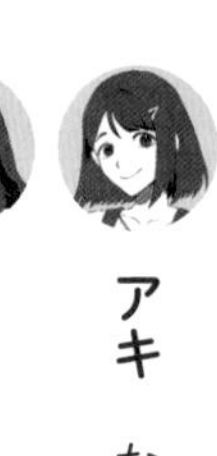

田中さん　うーん、やらないほうがいいって言っちゃうと、どうなんだろう。すごくリスクが高いっていうことをよく学んで、お金に余裕ができたあとにやっている人はたくさんいるからね。ダメって言い切れるものではないかなぁとは思う。
ただ、最近は子どもたちに向けた投資の教育みたいなものも増えてきてるんだ。動画サイトやSNSを見ていても、「貯金をしているやつなんかバカだ！」「楽に稼げる！」「お金は運用してナンボ」みたいなことを煽る投資家も増えてる。投資するのが当たり前みたいな時代になりつつあるんだよね。そういう言葉に惑わされる子どもが増えちゃったら、それはちょっと危険なことだと思うな。全員が気軽にはじめられて簡単に、楽にお金が増えるようなものではないし、経済や金融とかに詳しくない普通の人が手を出すと、やっぱりほとんどの場合が危険だからね。
そもそも18歳未満は法律で禁止されているから、もちろん、子どもは手を出したらダメだよ。

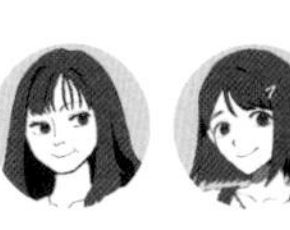

アキ　はい、私は父みたいになりたくないので、ギャンブルは大人になってもやりません。

田中さん　うん、それでいいと思う。それから、最近はインターネット上でギャンブルができるようになってきてるってことも、知っておいてほしいな。家にいても、どこにいても、スマホひとつで競馬や競輪などのギャンブルができちゃうんだよね。これ、ものすごく危険なの！

手軽にできるぶん、のめり込むリスクも高いし、クレジットカードを登録したら無限に賭けられちゃうから、あっという間に借金が増えるよね。そういう人を狙って、怪しげなバイトを持ちかけてきたりする人もいるからさ。

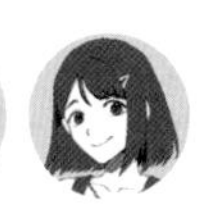

アキ　ＳＮＳとかですか？

田中さん　そうだね。それと、海外のサイトを利用したオンラインカジノも増えてきてる。まだ認知度が低いぶん、犯罪だって知らない有名人が宣伝してしまっているサイトもあるんだよ。オンラインカジノは個人で利用しても犯罪だから、アクセスしないように注意してね。

まずは自分を守ろう

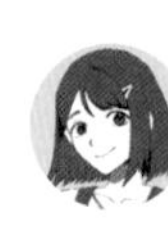

アキ　じゃあ私、どうしたらいいんですかね。どうしたらお父さんはやめてくれるんでしょうか……。

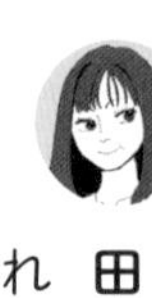

田中さん　そうだねえ。まずは、自分の大切なものとかお金とかお小遣いを、親に奪われないようにして。

アキ　えっ、私がですか？

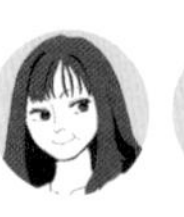

田中さん　うん。お父さんは病気だから、もしかしたら家族の貯めてたお年玉を使っちゃうかもしれない。そうならないように、絶対にわからないところに隠しておくとか、通帳を頼れる大人に預けちゃうとか、大事なお金とか宝物を奪われないように気をつけたほうがいい。売り飛ばされたりしないようにね。

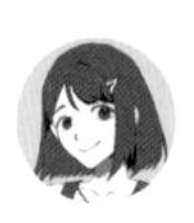

アキ　なるほど……。でも、それで少しでもお父さんの助けになるんだったら、借金の返済に充ててほしいなって思っちゃいます。

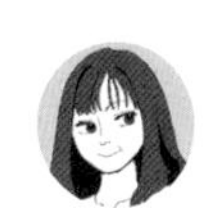

田中さん　アキちゃん。これだけは絶対に言っておきたいんだけど、親がギャンブルにハマってすごくお金に困ってたりしていても、子どもが責任を感じる必要はないんだからね！　やめてほしい気持ちはとてもよくわかる。でも、そのためにアキちゃんの人生の時間やお金を使うなんて、すごくもったいないなって思うんだ。

ギャンブルは親の問題であって、アキちゃんがいたからお金に困ってるわけでも、アキちゃんにお金がかかるからそういう状況になってしまったわけでもない。だからね、アキちゃんが責任を感じる必要はないの。どうにかしなきゃ、って背負わなくていい。それに、依存症はきちんと治療に取り組めば、回復できる病気だから。お父さんだって、治療や支援につながれたらきっと大丈夫。私が生き証人だよ！

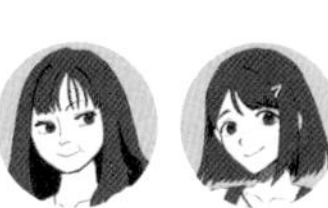

アキ　そっか、田中さんもギャンブル依存症の当事者なんですもんね。

田中さん　そうそう。私のギャンブルがはじまったのは、1回目の離婚をしたのがきっかけだったの。一気に生活が不安定になったから昼も夜も働いてたんだけど、人生の勝ち組だと思ってたのに、将来のこと考えると「私どうなるのかな」と不安になった。そんなときにギャンブラーだった今の夫と付き合いはじめて、30歳くらいからギャンブルにもハマったんだよね。

10年間ギャンブルの問題でいろいろあって、40歳のときに自助グループっていう、依存症からの回復を目指す仲間たちとの居場所につながった。でも、そこから44歳までは買い物依存になっちゃって困ってたよ。ギャンブル依存のからくりがとけても、それを自分で受け止めきれなくて違う依存症になっちゃった。

でも、自助グループで仲間と一緒に回復を目指して頑張ったことで、ギャンブルも買い物も止められたんだ。それから回復施設と関わったりしながら、50歳で支援する側になった。仲間とつながって治療に取り組めば、依存症は回復できる病気だからね。

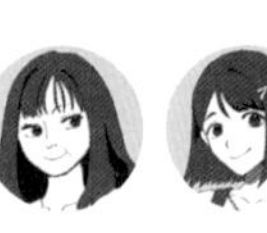

アキ　お父さんもそういう風に、どこかにつながれたらいいんですね。

田中さん　そうだね。ただ、やっぱり子どもがどうにかつなげてあげようと無理をする必要はないから。もし周りに信頼できる大人がいたらその人に相談してみると、アキちゃんのお父さんも私たちみたいな支援者につながりやすいかもしれないね。とにかく、依存症に関連する問題は、家の中だけの秘密にしておかないことが大切。相談してみて、家の状況を訴えてみよう。もし相談できるような大人に心当たりがなければ、私でもいいよ。私の仲間たちも一緒になって助けてくれるから。

参考リンク：こどもたちへ（ギャンブル依存症問題を考える会）

Q ゲームして何が悪いの？

A ゲームすることが悪いんだとしたら、私は悪者です。大丈夫、悪くぁりませんから。でも、ゲームが依存対象の一種であり、ゲームにのめり込んで日常生活に支障が出てしまうと、「ゲーム障害」という依存症の可能性がある――ということは、覚えておいてください。

ただ、そういうこととは別で、そもそも多くの大人たちは、ゲームのことをあまり知りません。知らないということは、「怖い」という気持ちに直結します。そして、子どもたちの健康や将来を大切に思うあまり、「一日一時間まで」とか、「ゲームなんかしてるとバカになる」とか、いろいろ言いたくなるんだと思うんです。

ゲームって、パーティーやマップなどの戦況を見ながら「どう打開するか」を常に考えていたり、目標に向けてどのような対策をするか考える必要があるので、自然と合理的思考が養われていきますよね。チームでの連携を円滑にするためにボイスチャットをつなげば、コミュニケーション能力も培われます。そして、そこがかけがえのない居場所にもなるんです。

つまり、ゲームはけっして悪い影響を与えるばかりではありません。だからこそ、依存症になることを予防して、健康に楽しんでください。予防のために効果的なのは、ゲーム以外にも現実世界で楽しめる大好きな何かを、いくつか持っておくこと。カラオケとか、映画とか、プラモとか……。

さて、ゲーマーの私から、ゲームが好きなみなさんにアドバイスです。ゲームで強くなりたければ、よく食べてよく寝て、よく運動をしてください。栄養が足りなければ脳は正常に働きませんし、睡眠が足りなければ判断能力が鈍ります。運動しないと血流が悪くなり、集中してプレイすることがむずかしくなります。これが長年のゲームプレイで培われた合理的思考です。

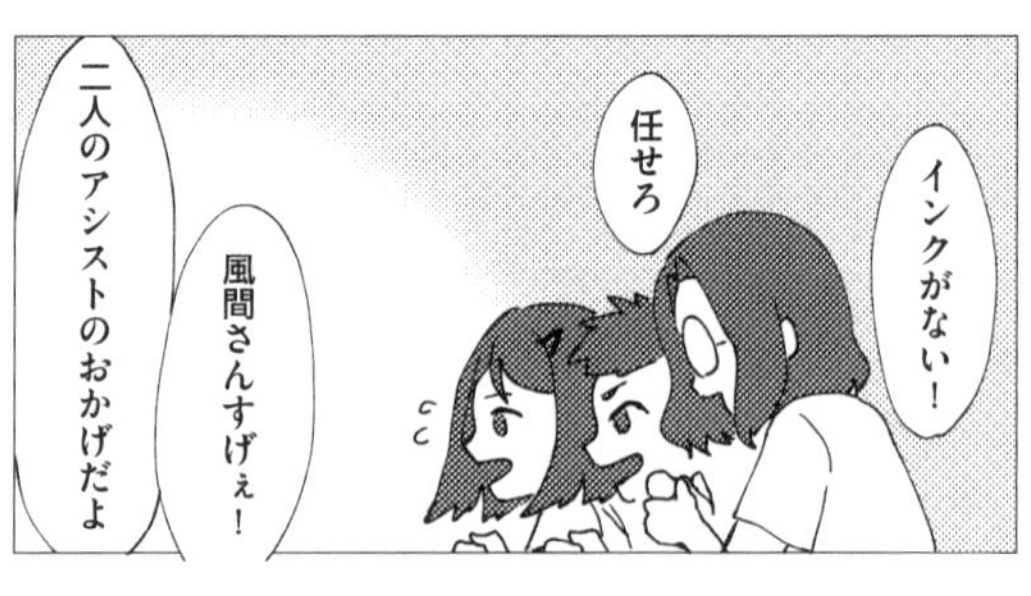
インクがない！
任せろ
風間さんすげぇ！
二人のアシストのおかげだよ

第2章
依存症からどうやって回復するの？

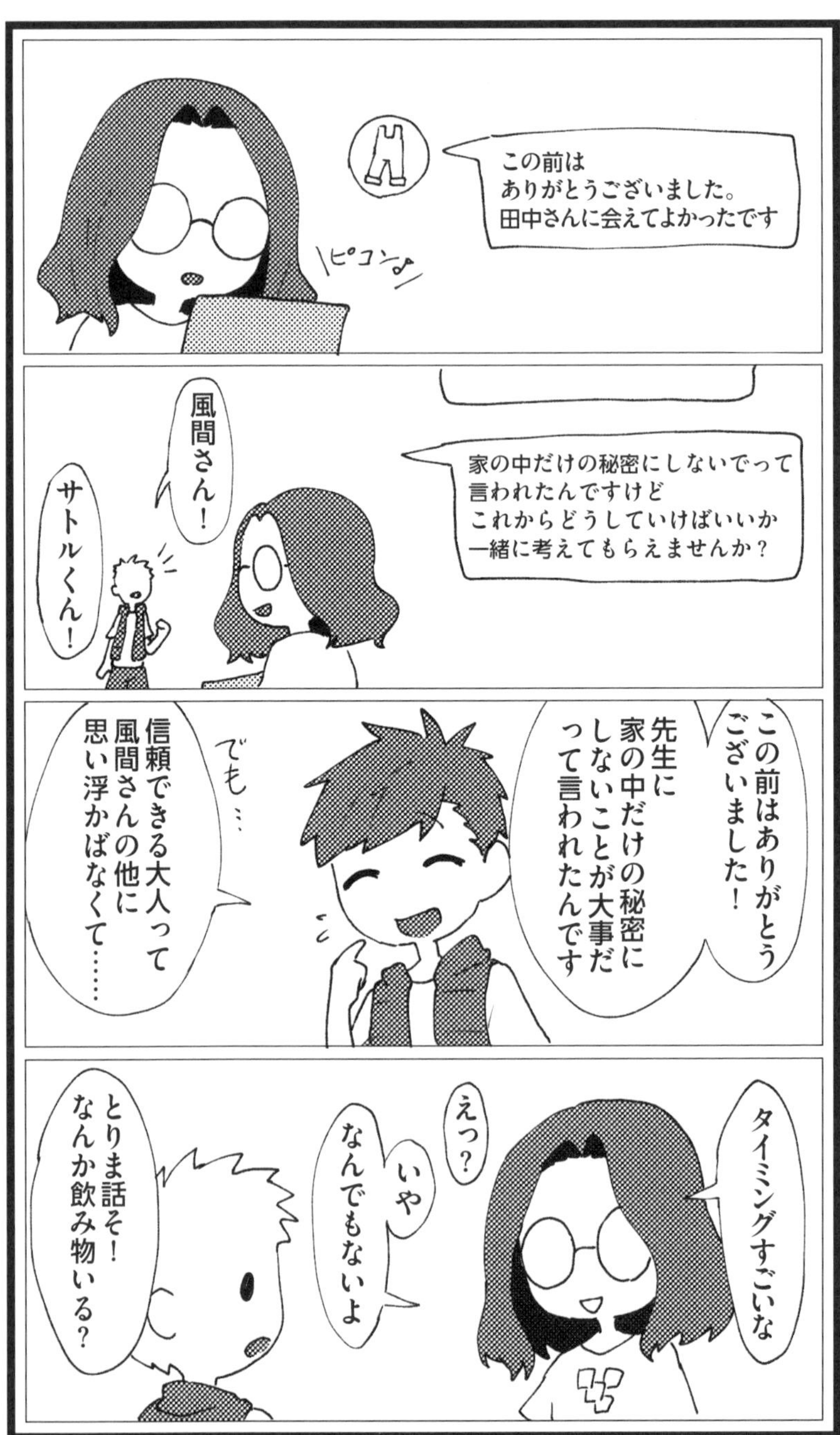
この前は
ありがとうございました。
田中さんに会えてよかったです
ピコン
家の中だけの秘密にしないでって
言われたんですけど
これからどうしていけばいいか
一緒に考えてもらえませんか？
風間さん！
サトルくん！
この前はありがとうございました！
先生に家の中だけの秘密にしないことが大事だって言われたんです
でも……
信頼できる大人って風間さんの他に思い浮かばなくて……
タイミングすごいな
えっ？
いや なんでもないよ
とりま話そ！なんか飲み物いる？

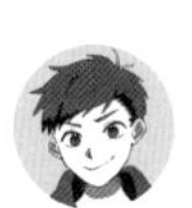

サトル　いろいろ話を聞いていく中で依存症が大変な病気なんだってことはわかったつもりなんだけど、それと同時に、僕のお父さんとお母さんが依存症から回復できるような気がしなくなっちゃってさ。

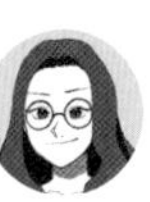

風間　なるほどね。確かにすごくむずかしそうに感じたり、長い長い時間がかかるように思うかもしれないよね。でも、私も医療機関につながって回復した依存症当事者の一人だからね。回復できるってことは保証するよ。

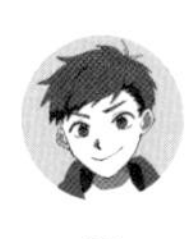

サトル　えっ、風間さんも当事者だったんだ。

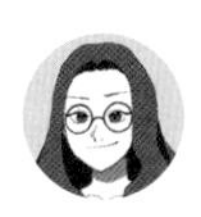

風間　そうだよ。言わなかったっけ？（笑）私は薬物依存症。それも、市販薬から処方薬、違法薬物まで、片っ端から使いまくってたんだ。サトルくんのお母さんが使っているようなダイエットサプリも飲んだことある。でも、今はそこから回復して、薬物を使わない生活を10年以上続けられてる。ＡＳＫという団体で依存症の予防教育や啓発活動をしたり、保護司といって、犯罪行為をした人たちの回復、生き直しを助ける活動をしてるよ。

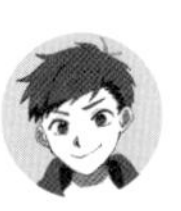

サトル　そうだったんだ。保護司って、聞いたことないな。

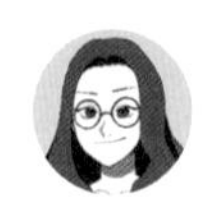

風間　そうだよね。保護司っていうのは、この国の法律とかに関する仕事を主に行なっている法務省ってところの代表、法務大臣から委嘱を受けて働く非常勤の国家公務員なの。そうは言ってもお金はたとえば面接しに行ったとか、かかったぶんしかもらえないから、実際は国に認められたボランティアみたいなイメージかな。

裁判で保護観察処分になった人や刑務所などから仮釈放になった人たちが保護司の支援対象なんだけど、どんな人だって地域社会で生きていくわけじゃん。犯罪行為をした人だってそう。特に誰かを傷つけるような犯罪行為をした人ならなおさら、もう二度と誰かを傷つけないように生き直していってほしいでしょ。そういうとき、地域に支えてくれる人がいなかったら、たった一人で生き直すことになる。それはめちゃくちゃ大変だし、さみしさやつらさから逆に追い詰められちゃって、また犯罪行為をする要因のひとつにもなっちゃうんだよね。だから保護司がいる。一緒に生き直していこうねって、犯罪行為をした人を地域社会で支える人間が、実はとっても重要なんだ。

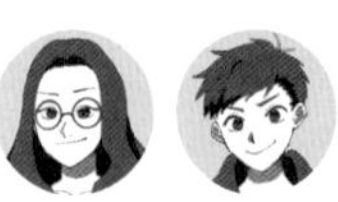

サトル　そうなんだ……。でも、その……犯罪者が近くにいたら、ちょっと怖い。

風間　そうだよね。でも、私も違法薬物を使っていたから、れっきとした犯罪者だよ。サトルくんは私のこと怖いって思う？

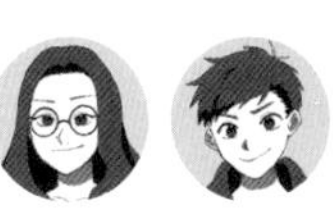

サトル　ううん、全然思わない。ゲームが強くて面白いお姉さんって感じ。

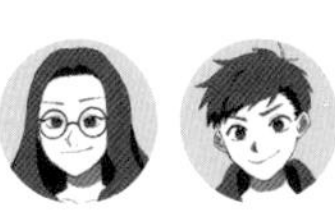

風間　あはは、即答じゃん（笑）　でも確かに、誰かを傷つけるような犯罪だったり、凶悪な犯罪をした人が近くにいるってわかったら、実際めちゃくちゃ怖いよね。それはそうだと思う。

でもね、一方で私は、大人たちが法律を犯した人全員を犯罪者って一括りにして、違法行為をした人たちみんなに「ヤバいやつ」の烙印を押しちゃうのは、よくないことだなって思ってるんだ。特に、薬物事件に関してはそう思ってる。そういう偏見や風潮こそが人を薬物使用に走らせる部分もあるってことを、私たちは見て見ぬふりしちゃいけないと思うんだよね。

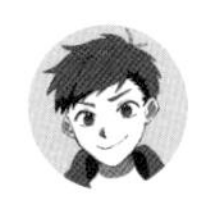

サトル　そっか。松本先生にも教わったけど、カフェインだって、アルコールだって、違法薬物だって、同じ依存性薬物なんだもんね。そして、依存症になるのは、その人がどれくらい困りごとを抱えているのかにもよるって。

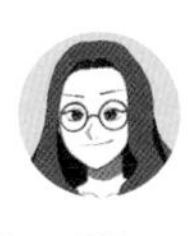

風間　そう。もちろん薬物に手を出さずにいられるなら、それが一番いいんだよ。いくら回復できるといっても依存症は病気だから、病院に行くにしてもお金がかかったり、人によっては長い時間と労力がかかったりもして、とっても大変なことには違いないか

ら。でも、その人が「どれくらいの困りごとを抱えているのか」ってところが解消されない限り、たとえば薬物をやめられたとしたって、別の依存対象を見つけながら生きていくことになりがちなんだよ。

そんなところに「薬物を一度でも使えば二度とやめられない」「依存症になったら絶対に治らない」とか、そういう間違った知識からくる心ない言葉が刺さると、その人の困りごとは増える一方。でも、そういう教育が当たり前になってしまっているのが現状なんだよねぇ。

学校で教わる〈薬物ダメ。ゼッタイ。〉

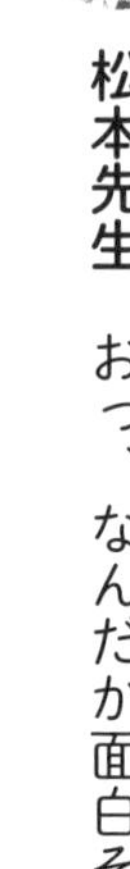

松本先生 おっ、なんだか面白そうな話をしてるね。

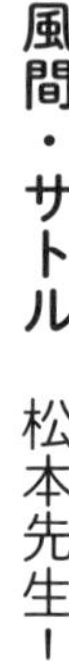

風間・サトル 松本先生！

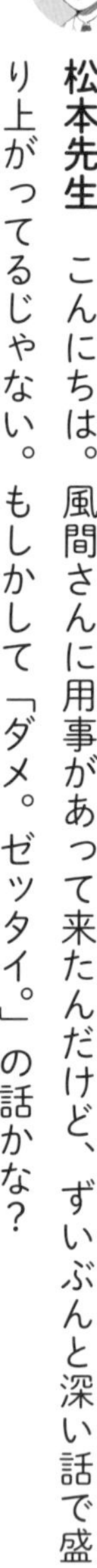

松本先生 こんにちは。風間さんに用事があって来たんだけど、ずいぶんと深い話で盛り上がってるじゃない。もしかして「ダメ。ゼッタイ。」の話かな？

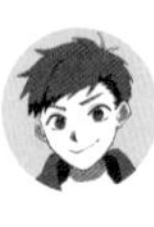

サトル あ、それ、学校で習ったよ！　警察の人とかがきて、薬物を使ったら人間には

戻れません、だから薬物に手を出すのは絶対にダメです！　って教わった。

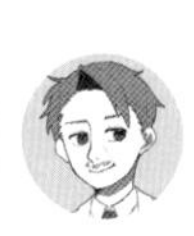

松本先生　サトルくんはそれを聞いてどう思った？

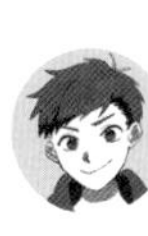

サトル　うーん、そのときは、そんなに危ないものに手を出すなんてバカじゃんって思ったかな。もちろん今は違うよ！　でも、そのときはそう思っちゃった。

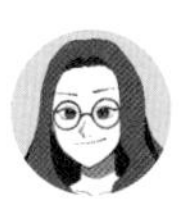

風間　そうだよね。知識がない状態で警察の人からそんな風に言われたら、そう思うよね……。あの「ダメ。ゼッタイ。」とか「二度と人間に戻れない」みたいな話って昔からあって、私が子どもの頃からずっと使われてきてるんだけどね。実はあれを見たときに私は、「人間がやめられるならたくさん使いたい！」って思ったんだ。

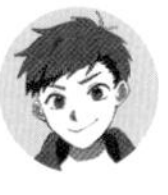

サトル　えっ……。逆に？

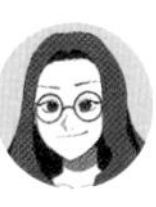

風間　うん。それくらい私は、人間社会で生きてることがしんどかったの。

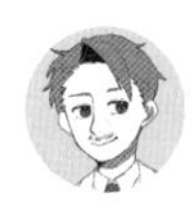

松本先生　これは変な言い方だけど、風間さんみたいに人間をやめたくて、二度と人間に戻りたくなくて薬物を使っている人って、実はいっぱいいると思うんだよね。もう人

生いいことないし生きていたくない、人間なんかやめちゃいたい！　って。でも今すぐ死ねないし、薬使いながらだんだんボロボロになってわけわからなくなって、いつの間にか死んでたらそれが最高、っていう風に思っている。そんな人たちもいるのが現実なんだ。

僕は、そういう人たちがいるってことが想像できない視野の狭い大人たちがなんの悪びれもなく「ダメ。ゼッタイ。」って言っているような気がする。大人たちの想像力のなさが、一番の問題なんじゃないかな。

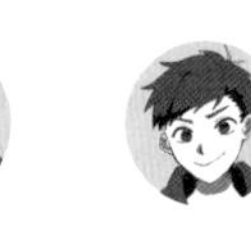

サトル　誰にだってすごくつらい時期ってあると思うんだけど、薬物を使わなくてはいられないほどにつらい日々を過ごしている人たちがいるんだよね。

風間　そうだね。少なくとも私はそれほどに毎日がつらくて、薬を使わずに過ごしているときは、もう死んじゃいたいほどしんどいって思ってた。死ぬか、薬物を使うかしかなかったんだよね。だからかな、死ぬ前に試してみようと思って、「二度と人間には戻れない」というイメージが植え付けられた薬物を使ったんだ。

それから使い続けてたら薬物依存症になって「薬物をやめたい」と思ったんだけど、今度はその「二度と人間には戻れない」というイメージが、回復の邪魔をしてくるようになるんだよ。「二度と人間には戻れないんだから、やめたって意味ないじゃん」って……。薬物を使わせたくない、やめさせたいからって大人たちが使いはじめた標語なんだと思うけど、私にとっては常に逆効果だったね。そういう当事者の話はよく聞くよ。

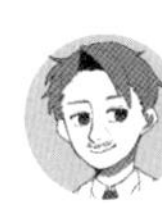

松本先生　一度覚せい剤を使った人に「人間失格」というようなレッテルを貼り付けているようなものだよね。「ダメ。ゼッタイ。」は、薬物を使った人なら差別してもいいと言っているように、僕には聞こえる。

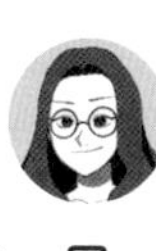

風間　薬物の乱用防止教育だと、薬の害の話ばっかりしちゃうけど、本当は使っている人がどういうことに悩んでいるかどうか、そこが重要なんだよね。サトルくんのお母さんだってそう。人それぞれのコンプレックスや悩みに注目したほうが、ずっといいような気がするよ。

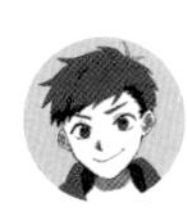

サトル　そういうコンプレックスや悩み、つらさをどうにかしたくて、薬物を使ううちに依存症になっていくってことだよね。

松本先生　その通り。そうすると弱い、一見するとたいしたことがないような薬物でも、すごくハマっちゃうことがある。逆に言うと「これは強力な依存性があります！」というような薬でも、人生うまくいっている！　と感じているときにはそんなに執着し

なかったりするんだ。どんな強力な依存性がある薬物でも、幸せな環境とか人間関係に戻ったらすっと手放せる人もいるからね。だけど、逆にそこで仲間外れとかにされたら、つらくて使い続けるかもしれない。

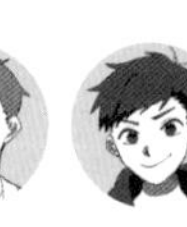

サトル　人生がうまくいってると感じているかどうかってのがポイントなんだね。

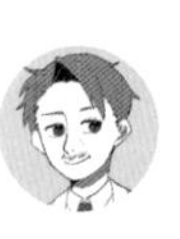

松本先生　うん。薬物を使ったとしても、別にみんなが依存症になるわけじゃないってこと。つまり、依存症っていうのは薬物の依存性だけでなる病気ではない。アルコール依存症の場合は、お酒を飲み続けているだけで依存症になるケースも多々あるけど、アルコール以外の薬物の場合、心の痛みがあって引き起こされるという側面が大きいんだ。

依存症の治し方

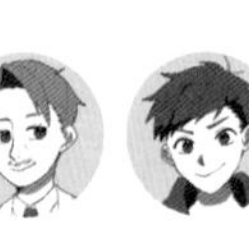

サトル　そもそも依存症って、どうしたら治るの？

松本先生　そうだねぇ。たとえば薬物だと、少なくとも本人にとってメリットがあるから薬物を使っているんだけど、しばらくすると依存症になって、デメリットが出てきても手放せなくなっちゃう。もう使っても得なことがないのに使っちゃうのが、薬物依存症の状態なんだよね。こうなった人は、どんなに工夫してもその薬とうまく付き合うことはできない。

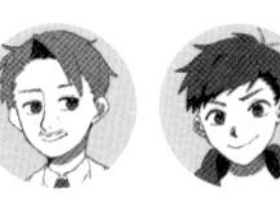

サトル　一生？

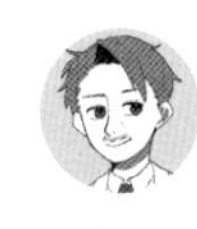

松本先生　そうだね、無理だね……。人間はクセがついちゃうと、そのクセを解消するのはむずかしいから、その薬との付き合いは断つ必要がある。とはいえ、その薬を必要とした背景の心の痛みや生きづらさは薬を断っても残るから、そこに対する手当ては必要かなと思うんだけど……、その心の痛みや生きづらさの正体がなんなのかって、実は本人もよくわからないと思うんだ。なぜならば、その自分の痛いところを直視するのが嫌で、つらくて怖くて、薬を使ってなんとか生き延びてきたところがあるから。何がつらくて使っていたの？　と言われても正直わからないという人が多いんだよね。
ただ、どんな人にもだいたい共通しているものがあるんじゃないかと僕は思うんだ。たとえば、自分を受け入れられなかったり、誰からも認められないと感じていたり、誰にも心を開けてなくて独りぼっちだなって思いが強かったり。こんな風にみんなに相手されない自分は価値がないんじゃないか、消えたほうがいいんじゃないかっていうような思いだったりを、薬物依存症になる人たちが持っているような気がするんだよね。

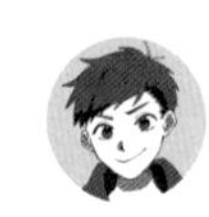

サトル　子どももつらいことは結構あるよ。いじめとか、勉強がうまくいかないとか、親に怒られるとか……。自分は本当にダメだな、テストでこんな点数しか取れないやって、すごく悲しくなったり。

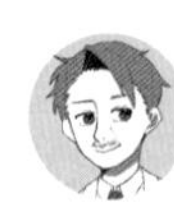

松本先生　子どもだってあるよね。でもそういうときに、「大丈夫だよ」「それでいいんだよ」って言ってくれる人とのつながりとか、仲間がいるだけで、ホッとしたり、立ち直れたりすることもあるはず。すべての依存症の人たちが薬を手放して生き続けるには、そういった安心できる心の居場所が必要だと思うんだ。つながりをほしいと思った人が一番簡単に行けるのは、依存症の自助グループじゃないかな。

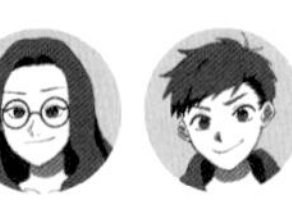

サトル　自助グループ？

風間　そこに行けば同じような痛みを抱えながら、酒や薬なしで生きてみようと思って頑張ってる人たちが集まっているんだよ。問題を抱えながら来ただけで、みんなから「すげー！」「仲間仲間」って言ってもらえるからさ、なんか安心感があるっていうか。世の中って世知辛くて、お金持ちかどうかとか、会社の中で立場が上かどうかってことばかり気にしたり、されたりしがちだけど、自助グループではみんな酒とか薬で困っているっていう共通項でその背景の問題はどうでもよくなっているから、すごくフラットな場所でもある。

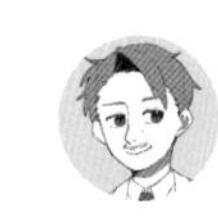

松本先生　たぶん、自助グループって偶然発見されてつくられたものだけど、考えてみると、酒や薬、ギャンブルなどの依存対象を生きるために必要とせざるをえなくて、でもそのコントロールを失っちゃったって人の根っこにある心の痛みや生きづらさをうまく見つけ出してくれるし――、回復し続けるための最大公約数をつかみ取る機能があるような気がするんだ。

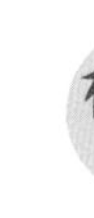

サトル　なるほど……。確かに僕も、風間さんが自分のお父さんの話をしてくれたときに、僕のことも話しやすくなったっけ。仲間ってそういうことなのかな。

風間　そうだ！　サトルくん。よかったら、他の依存症当事者の話も聞きに行ってみない？　回復した当事者で、今は依存症予防教育アドバイザーとして活躍している私の仲間たちがいるんだ。直接当事者の話を聞いてみるよりも説得力のあることってないと思うし！　ちょうど、親のギャンブル依存症で悩んでる子も連れて行こうと思ってたんだ。その子も一緒でよかったら、サトルくんにもぜひ、みんなの話を聞いてみてほしいな。

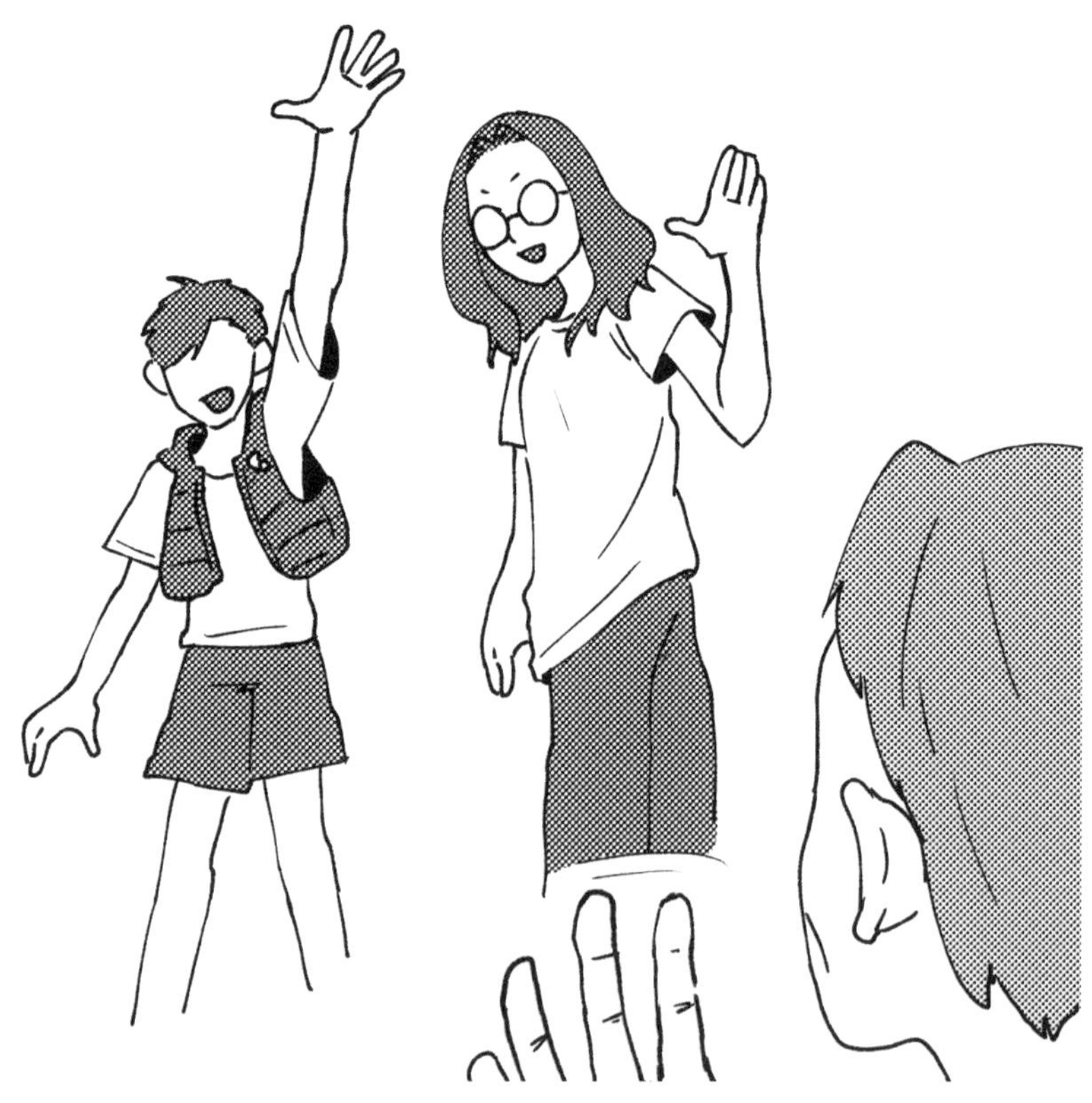

Q 薬物は撲滅するべきって聞いたよ？

A 「麻薬撲滅運動」のような標語はよく見聞きしますが、撲滅というのは、けっして現実的とは言えませんね。どんなに排除しようとしても、薬物と、薬物を乱用する人は、この世界に必ず存在し続けます。だったら、薬物に関することは、ただ無策に放置するしかないのでしょうか？

ヨーロッパなどの諸外国では、ハームリダクションという考えと、それに基づいた政策がとられています。ハームは「害」、リダクションは「減らす」という英単語。合法か違法かを問わず、依存しているものを直ちにやめることができないときは、とりあえず害や危険を少なくすることからはじめていきましょう、という取り組みです。

一部の薬物は、注射器を使いますが、仲間内でひとつの注射器を使い回すこともしばしば。そうすると、血液を介して感染する病気になるリスクがあるんです。こうしたリスクのある薬物使用を無策に放置しておけば、街中には使い終えた注射針が散らばっていき、感染型の病気にかかる人も増えていく一方ですよね。

実際にそういった街の状況になってしまったオランダの地方自治体は、先に述べたハームリダクション政策を打ち出しました。実はこれ、「医師が常駐する施設内で、医師が処方する医療用の薬物を使いましょう」という取り組みなんです。施設内なら薬物を使ってもいいんですよ。驚きですよね。でも、これが効果的だったんです。

施設内では無料で新品の注射針が配布されるので、不衛生な注射器を使い回すこともなくなり、感染型の病気は減少。緊急事態に対応できる救命キットの配布も行なわれ、命を落としてしまう人も激減。そして何より、薬物を使用した人が孤独にならず、施設にいる支援者とつながることができるんです。本当に必要な策って、こういうものなんじゃないかな、と思います。

2 自助グループとつながる

えー！ギャンブルで困ってる子って
アキちゃんだったの⁉
まさかこんな身近に
依存症で悩んでる人がいたなんて……
サトルくんがそうだとは思わなかった
あははそうだよね
でも結構そこらじゅうにいるよ
依存症の人も、
親の依存症で困ってる子どもも……

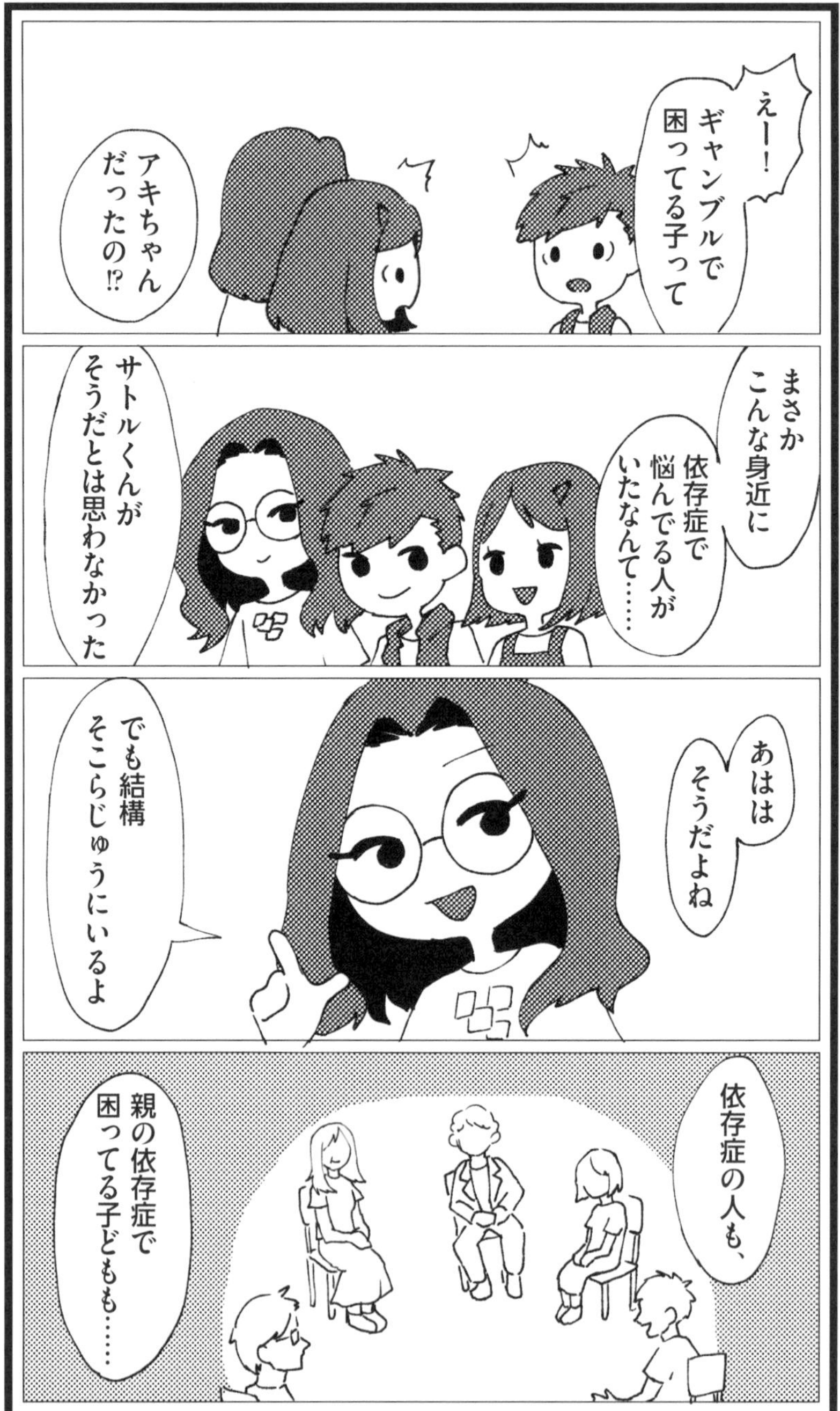

■依存症予防教育アドバイザーのメンバー

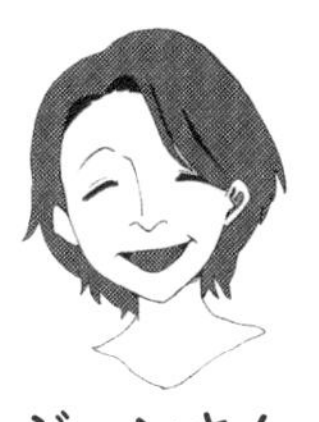

ジュンさん

アルコール依存症で、摂食障害。
すっごく穏やかで、ふわふわした、優しい人。
でもしっかり芯があって、たくましい、かっこいいお姉さんなんだよ。

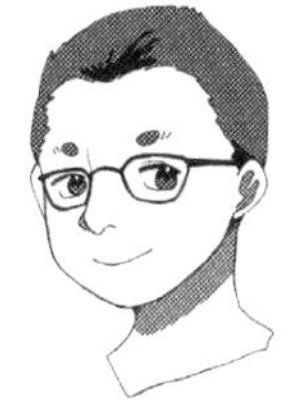

トミーさん

ギャンブル依存症。
周りのことをよく見ていて、誰かのために動ける人。
とっても頼れる人だから、私もしょっちゅう助けてもらってるんだ。

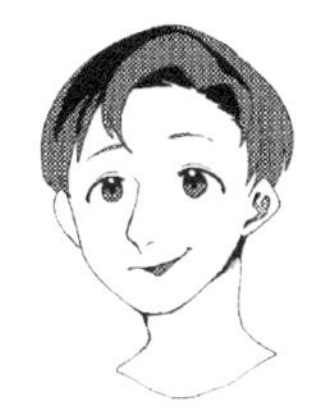

だいすけさん

薬物依存症で、アルコール依存症。
明るくて、楽しい人！　話がすっごく面白いんだ。
ちょっと落ち込んだときでも、一緒にいると元気がもらえるよ。

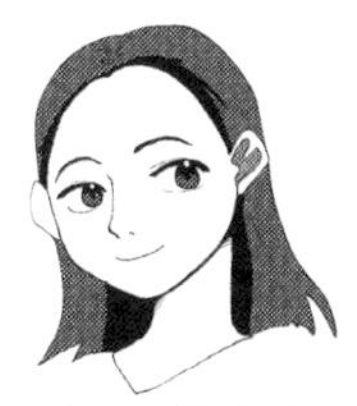

なつきさん

摂食障害で、薬物依存症。
なにごとにも真面目で、思いやりにあふれた人だよ。
いつでも周りのことをていねいに考えることができて、すごいんだ。

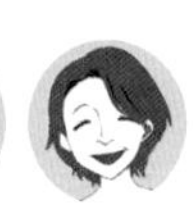
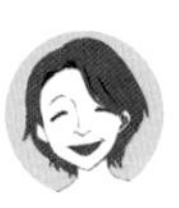
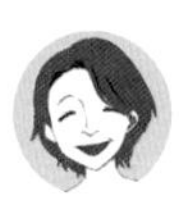

ジュン　こんにちは。

アキ　こんにちは！　よろしくお願いします。

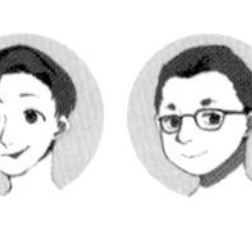

トミー　はじめまして、よく来てくれたね。

だいすけ　やっほー、いらっしゃい！

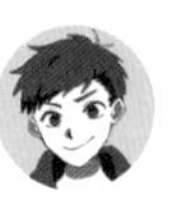

サトル　わぁ～、みんな、僕のお母さんやお父さんとは顔色とか雰囲気が全然違う感じだ……。

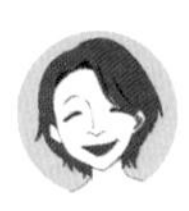

ジュン　あはは、そうなんだ（笑）　サトルくんはお母さんやお父さんの依存症で悩んでるんだよね。私はアルコール依存症のジュンっていいます。私たちの体験談の中に、サトルくんの悩みに寄り添うヒントがあればいいな。

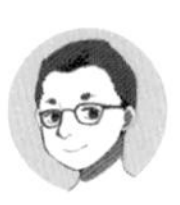

トミー　アキさんは――お父さんのギャンブル依存か。僕はギャンブル依存症のトミーです。ここにいる仲間たちはみんな、風間さんと同じ、依存症予防教育アドバイザーだよ。なんでも気軽に聞いてね。

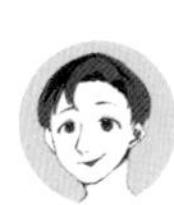
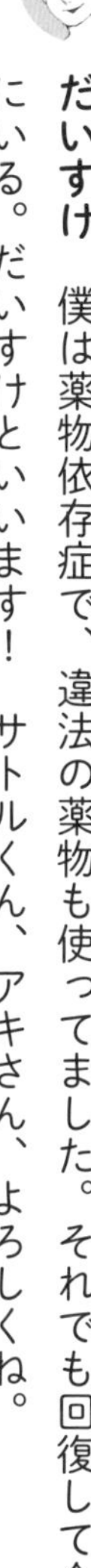

だいすけ　僕は薬物依存症で、違法の薬物も使ってました。それでも回復して今日ここにいる。だいすけといいます！　サトルくん、アキさん、よろしくね。

アキ　よろしくお願いします！　とても心強いです。

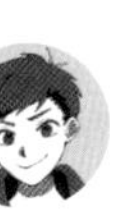

サトル　でも、みんな全然そんな風に見えないね……。松本先生は「依存症になる背景には心の痛みがある」って言ってたけど、３人にもその、痛みがあって依存症になったの？

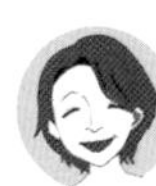

ジュン　そうだね。私は、大人になってから自分の痛みに気づいたんだけど……。子どもの頃に親や兄から暴力をふるわれてたんだ。あざを隠して、泣きながら学校へ行ったこともある。自分はダメな子、役に立たない子だと思ってたし、人と会うこと話すことも苦手で、友だちもあまりいなかったの。そういう寂しさを紛らわせるため、家にあったウイスキーを飲んだのがアルコールとの出会い。それからは、嫌なことがあると隠れてお酒を飲むようになっていったんだ。

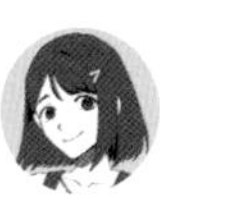

アキ　ふむふむ。

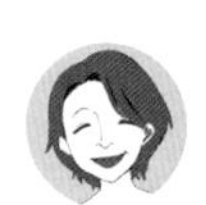

ジュン　人とのコミュニケーションが苦手だったから、なかなか人と話をするのがむずかしかったんだけど、一人はやっぱり寂しいから、サークルに入って飲み会に参加していたの。そうすると、寂しい気持ちや今までのつらい気持ちを、お酒が忘れさせてくれた。人と楽しく話ができるようになって、社交的な自分に変わったような気がしたんだ。でも、だんだん体がお酒に慣れてきて、飲む量や飲む回数が増えて……。気づけば、朝から晩まで飲まないといけなくなった。楽しくさせてくれるはずのお酒が、悪魔の水に変わっていったの。

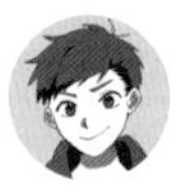

サトル　悪魔の水……！

ジュン　そう、悪魔の水。まるで悪魔にとりつかれたように飲み続けたよ。いよいよおかしい、と感じた家族に連れられて病院に行ったけど、病院の個室では知らない人や黒い虫が自分を襲ってくる幻覚が見えたり、悪魔のささやきが聞こえたりして、とても苦しい思いをした。離脱症状っていって、それまでずっとお酒を飲んでいた人が急に飲まなくなると襲ってくる症状なんだけどね。それからレントゲンを撮ったら、脳が縮んでいて……。それが20代前半の頃だったかな。

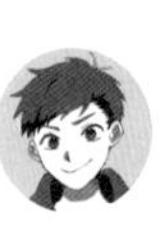

サトル　そんなに若くても、アルコール依存症になるんだね。そういえば松本先生も、

「子どもでもなる」って言ってたっけ……。

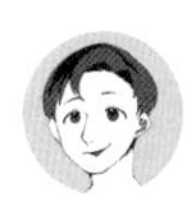

だいすけ　僕が薬物依存症になったのも、それくらいの頃だったと思う。僕はセクシュアルマイノリティっていって、ゲイと呼ばれる同性愛の性的指向を持っているんだ。男は女を好きになるもので、男が男を好きになるなんておかしいっていう風潮は、やっぱりずーっとつらかった。テレビではお笑い芸人やタレントさんを「オカマ」として扱って笑いの種にしていたり、そういう人は気持ち悪いって言われたりしていたしね。周りからは「私はゲイでも大丈夫だよ」とか言われるんだけど、それもなんか、特別視されてるみたいで傷ついたな。僕はただ、人を好きになっただけだったのに。だから僕は、ゲイであることがバレてはならない、そんなことをオープンにしようものなら社会から笑われてはじかれる、そう思ってた。そういう恐怖心が、僕の根底にある心の痛みだったかな。

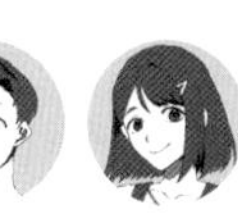

アキ　そうだったんですね。恐怖心か……。

だいすけ　でもさ、何をどう思われようと、どうしようもないじゃん？　僕は男を好きになる。それは変えられない事実だし、人を好きになることをやめるなんてできない。だから、僕と同じゲイの人たちが集まる場に足を運ぶようになった。そこですごくかっこいい男の人と知り合って、好きになったんだけど。その人にすすめられて薬物を使ったのが、はじめての薬物使用だったよ。こういうかっこいい人になるためには薬をやったほうがいいんじゃないか、使えばこの人ともっと仲良くなれるんじゃないか、いろんな思いがあったと思う。

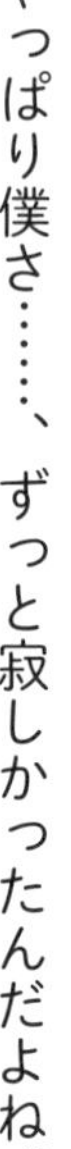

やっぱり僕さ……、ずっと寂しかったんだよね。

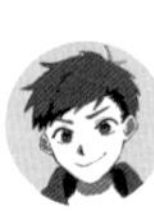
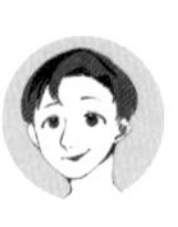

サトル　寂しかった？

だいすけ　うん。ゲイの差別も大きな心の痛みだったんだけど、それより前……2歳のときに、父親が癌で亡くなってるんだ。だから母子家庭で育ったんだけどね。お母さんは夜勤が忙しくていつもいなかったから、夜、一人で寝なくちゃいけないのが本当に寂しかったなって。つらいことがあったり悲しいことがあってもお母さんは仕事でいなくて、自分のことを大人に受け止めてもらうなんて無理だと思ってた。今だからわかるけど、僕は誰にも頼らずにちゃんとしなくちゃいけない、うまくやらなきゃいけないってことにとらわれていたんだよね。

薬物を使っていたときも、自分が一番苦しいと思ってること、寂しくて悩んでることを、家族にもパートナーにも言えなかった。言わずにいつもニコニコして、心の中で押し殺してた苦しさや寂しさを、薬物で忘れようとしてたんだ。

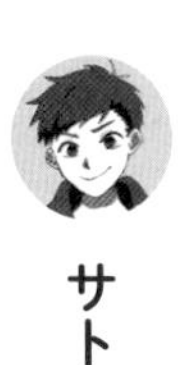
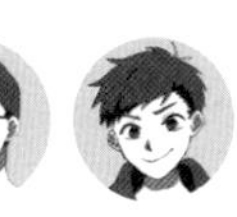

サトル　そっか……。それが、だいすけさんが薬物に頼った背景だったんだ。

トミー　僕の場合は、若いときからギャンブルをはじめていたことも依存症になった理由のひとつだけど、勉強や仕事も周りの人よりできない自分を認めたくなくて、ギャンブルで勝ったことを周りに自慢がしたかったんだと思う。「できない自分」が、痛みだったのかもね。負けた回数のほうが多いのに、勝ったときのことしか都合よく覚えていなかったから。

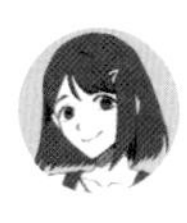

アキ　なるほど……。「できない自分」が痛みなのって、ちょっと私もわかるかも。そういえば、若いときからギャンブルをはじめると依存症になるリスクが高いって、田中さんも言ってました。

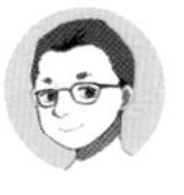

トミー　まさにそう。僕は小学生の頃から家族で麻雀をしていたし、中学まではゲームセンターのメダルゲームに相当ハマってたから。お年玉も数日間で使い切るほどにね。たくさんのメダルが獲得できたときは、大人に混じって大音量でジャラジャラとメダルが出てくる興奮と、大人以上にメダルが出ているという優越感があった。同時に勉強もめちゃくちゃ頑張ってたんだけど、やっぱり勉強でもテストで一番が取れたりすると優越感があって。周囲が羨ましがる感覚、自分が一目を置かれているという

感覚がたまらなかったんだ。その気持ちよさが忘れられない、でも進学すると勉強で常に上位にいるのはとても大変でしょ。特に僕は進学校に通ってたから、周りの人たちもすごく優秀で、だんだんできないことも増えていったんだよね。だから余計にゲームでの気持ちよさを求めるようになった。その頃から僕の脳には、依存症になる土台ができあがっていたんじゃないかな。

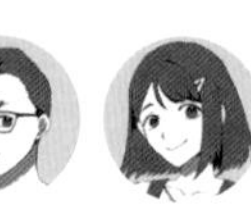

アキ　やっぱりそれも、できない自分を認めたくないからですか？

トミー　そうだね。勉強では友だちに追い付けなくなっていることに気づいたけど、できない自分を認めたくない、見せたくないと思って、授業中もゲームセンターやパチンコ屋に通ったよ。本当は負けていても「勝っている」と嘘をついて、景品のお菓子をクラスのみんなに配ったりもした。パチンコで勝てる自分を見せつけて、みんなに喜んでもらうことで、大物感に浸りたかったんだ。自尊心を上げていたんだろうね。

サトル　なるほど……。

トミー　依存症は孤独の病とも言われるんだけど、振り返ってみると僕も、誰にも本音を言えずに、たった一人で抱え込んできたなって。強がり続けて、本当の僕でいられなかったなって思う。もしかしたら、悩みごとを相談できる人がいたら、もっと早く自分の依存症について気づけたかもしれないし、依存症になる前にギャンブルから抜け出せることができたかもしれない。

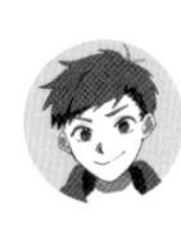

サトル　そっか……。トミーさんも、ジュンさんも、だいすけさんも、みんなそれぞれ一人で抱え込んで、がまんしていたんだね……。

仲間との出会い

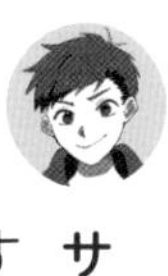

サトル　そんな状態から、どうやって回復していったの？　いきなり誰かに頼るとか、すごくむずかしい気がするけど。

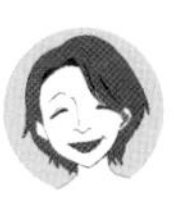

ジュン　精神科の先生やソーシャルワーカーの人たちの治療を受けながら、断酒会という同じ病気で苦しむ人たちが集まる自助グループに参加したんだ。そのうちに孤独を感じることが少なくなって、断酒することができたって感じかな。

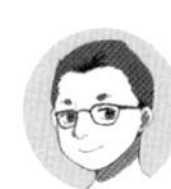

トミー　僕も、妻と当時中学生だった息子にすべてを打ち明けたあと、ギャンブル依存症の人たちが集まる自助グループに参加するようになったんだけど……それが回復の

きっかけだね。

だいすけ　僕も同じ。自助グループで仲間に出会って、知識を身につけたり、回復プログラムに取り組んだことで、大きく変わっていったように感じてる。

サトル　自助グループってすごくフラットな場所で、仲間たちと出会えるんだって、松本先生や風間さんが言ってた。

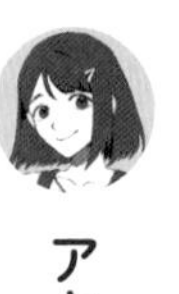

アキ　そういえば、田中さんも自助グループで回復したって言ってたなぁ。

ジュン　私の場合は、信頼できるソーシャルワーカーと出会うことができて、否定され続けていた私の苦しみや悩みを受け止めてもらう経験をしたのが、回復に向けたステップの一番最初だったと思う。自分を振り返り、見つめ直す手助けをしてもらったんだ。次に必要なのが、居場所を見つけることだってことも教わった。そこで自助グループが役に立ったんだよね。
でもね、そもそも話すこと、人と会うことが苦手だからこそお酒でごまかしていた私が、知らない人の中でうまくやっていけるはずがないと思ってたの。だから断酒会に行きはじめた頃も、「人に話すだけでやめられるわけがない、みんな嘘つきだ！」って、暴言を吐いたりもしてた。だけど、断酒会にいる人たちは私と同じで、お酒の苦しみを知っている人ばかりなんだよね。自分のお酒に関する話をするだけでよかった。何を言っても優しく接してくれて、ホッとする場所ができたんだ。

サトル　確かに、僕のお父さんとお母さんが話をしたってけんかするだけだけど……もしお父さんが、ジュンさんみたいな仲間とお酒に関する苦しさみたいなものを話せたら、少しは違いそうな気がしてきた。

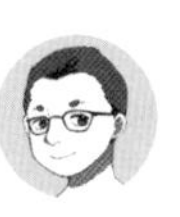

トミー　そうなんだよね。自助グループは、僕にとっては正直になんでも話せる場所。ギャンブルや借金のことって、他の場所では隠すことはあっても、話すことなんてほとんどなかったんだけど、自助グループには自分と同じように悩んでいた人もいて、こうやって乗り越えたとか、たくさん失敗をしてきた例も聞くことができた。自分だけではない、同じように考えている人がいるという感覚がすごくホッとしたよ。仲間たちの存在に救われたんだ。

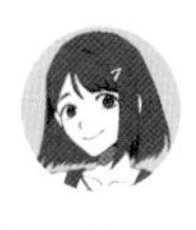

アキ　ギャンブルに依存してることが苦しくて仕方なかったとしても、やっぱり借金つくっちゃったら周りは怒ったりもしちゃうと思うし……。仲間だから話せることがあるんですね。

生きるために必要な知識やスキル

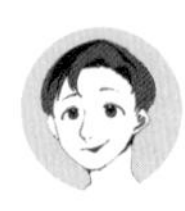

だいすけ　あるある。僕は自助グループで、薬物とかアルコールとか、あらゆるものに依存してきた依存症の回復者と出会った。僕以上に使いまくってきたこの人ならもしかしたら、僕みたいな人間のことも受け入れてくれるかもしれない、ネガティブなことを言っても許してくれるかもしれない、そう思うことができたんだ。

それから、自助グループですすめられているプログラムを、その人と一緒にはじめてみたんだよ。そのプログラムを通じて、依存症の知識を身につけてみたり、生きるために必要な技術みたいなものを、一生懸命勉強していった。生き方を含めて依存症から回復していくという本質を教えてもらったんだよね。そうしたらその人が「よくやってきたね、つらかっただろうに」って、ほめてくれたんだ。その言葉がすごくうれしかった。

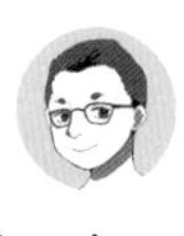

トミー　わかるなぁ。僕もほめてもらえたり、認めてもらいながら知識を身につけたことで、どんどん気持ちが楽になった側面があったと感じてる。ギャンブルをやめたくてもやめられないダメな自分だとずっと思ってたけど、仲間たちの中で依存症のことを知るうちに、誰でも依存症になる可能性がある、依存症は脳の病気だということを理解できたのは大きかったよ。

依存症という言葉を聞くと、意志が弱い人、だらしない人というイメージを持っている人が多いと思う。僕自身もそう考えていたから、恥ずかしくて誰にも相談できなくてどんどん孤独になった。そのせいで余計に頭の中は、ギャンブルと借金のことでグルグル……。でもそれは、病気だと理解することでキレイになくなるよね。

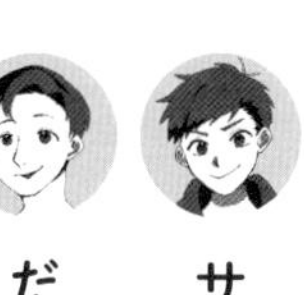

サトル　仲間の存在だけじゃなくて、知識や技術を身につけることも大切なんだね。

だいすけ　それと、仲間たちから励まされたり、わかるよって言ってもらえたりした経験は大きな支えになるよ。仲間の顔が浮かぶだけでこんなに力が湧いてくるんだなって、今、毎日思ってるもん。そんな仲間と一緒に、安心できる環境の中で知識を身につけていくこと、というのが大切なんだと思う。

僕はね、知識があると、自分を少しだけ客観的に見ることができるようになると思うんだ。「大丈夫、僕は今、仲間たちと一緒にいられてるぞ」「あれ、でもちょっと疲れてきてるから少しだけ休もう」、とか。そうやって考えることができるようになると、落ち着いて行動できるようになるからね。

やっぱり、依存症というか、薬物やお酒、パチンコとか、そのものがダメなもの！　脳を壊す！　みたいなことじゃなくて、そういうものを使って私たちは一生懸命生きてきた、生きようとしてきたって、仲間たちと一緒に自分を受け止めることでこそ、回復で

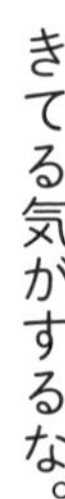

きてる気がするな。

サトル　なるほど。じゃあこうして僕がみんなの話を聞いてる今も、大事なんだなぁ。落ち込んでたけど、回復した人の話を聞くと元気がもらえるね。

アキ　本当にそう思った。知らなかったことがたくさんです。

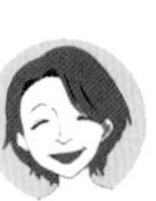

ジュン　依存症ってね、やめることはできても、やめ続けることがむずかしいってよく言われるんだ。それでも私が断酒を続けられている一番の理由は、私を必要としてくれる仲間たちに出会えたこと。そして、私は双子の母親なんだけど、何よりも子どもたちに恵まれたことが断酒の支えになってるなと思ってる。誰にも必要とされないと思っていた自分に、「誰にも代わることができない役割」みたいなものができたの。子どもたちが生まれてきてくれたときに、世の中から生きてていいよって言ってもらえたように思えたんだ。だから私は、子どものおかげで今があると思ってる。

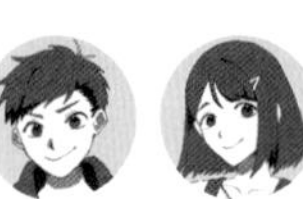

アキ　私のお母さんとお父さんも、私にそうやって思ってくれてるかなぁ。

サトル　僕のお父さんとお母さんは、そんな風に思ってくれてない気がするな……。

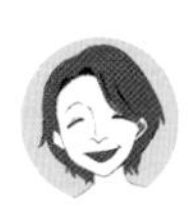

ジュン　どうかな。思ってもらえてるといいな。もしかしたら二人のお母さんやお父さんも、苦しいときは子どもたち――サトルくんやアキさんのことを、考えられないかもしれない。でも、いつかの私みたいに、仲間とつながることで余裕ができて、サトルくんやアキさんの存在に感謝する日がくるかもしれない。やっぱり子どもは人生の先生だからね。
だからね、二人には、心の片隅にでもいいから、今いる場所が世の中のすべてではないということを知っていてほしいな。そして「つらい」「助けて」が言えたら、もっといいなって思う。

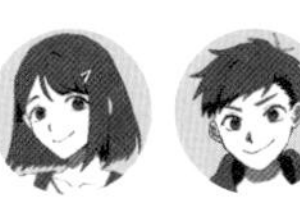

サトル　むずかしいなぁ……。

アキ　うん、むずかしいね……。

ジュン　むずかしいよね！　二人のお母さんやお父さんも、今はとても苦しい状況で考えられないのかもしれないから、だからこそ、二人のことを周りの大人に気づいてほしいなって思う。子どもたちの小さな変化に気づいてあげてほしい。子どもたちが発する、目には見えない「つらい」「助けて」という声を掴めるように、大人たちにはアンテナを張っていてほしい。そして受け止めて、けっしてあきらめず、関わり続けてほしいなと、そう思ってるよ。

「やせたい」ってどういうことなんだろう？

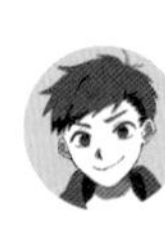

サトル　僕のお母さんは、だいすけさんと違って、やせたいから薬を使ってるって感じっぽかったんだ。僕、それがよくわかんなくて。薬を使う理由が「やせたい」だったら、それは心の痛みではないじゃん。

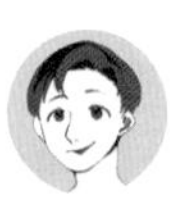

だいすけ　なるほど。でも、これは想像だけど、もしかしたら「やせたい」の裏に、心の痛みがあるのかもよ。

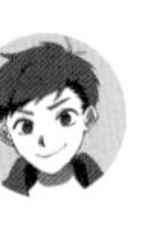

サトル　えっ、そっちに!?

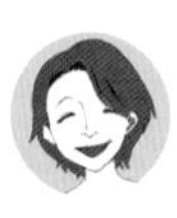

ジュン　あるある。超ある。私もね、アルコール依存症の他に、「摂食障害」っていう病気があったんだ。薬を使ったりはしなかったけど、やせたくてどうしようもなくて、無理やり吐いたりしていたよ。

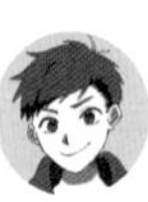

サトル　そっか、そんな病気まであるんだね。

だいすけ　僕たちは依存症の当事者だけど、今回サトルくんとアキさんに話したことは、あくまで僕たちの体験であって、すべての依存症当事者の体験を代表する話ではないんだ。10人いれば10通り、文字通り十人十色の気持ちや感じ方があるからね。僕とサトルくんのお母さんでは、感じていることも、抱えている悩みも違う。同じ病気であったとしてもね。でも、同じ病気であることは、近い感覚を共有できることでもある。

トミー　そうだ、サトルくん。僕たちの仲間に、摂食障害という病気になって、薬物を使っていた人がいるよ。せっかくだから摂食障害の人の話も聞いてみない？　お母さんの心のことを想像する助けになるかもしれないから。

「やせたい」の背景にあるもの

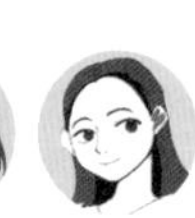

なつき　はじめまして。摂食障害で処方薬依存症のなつきです。

アキ　はじめまして。よろしくお願いします！

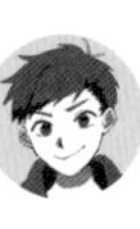

サトル　こんにちは。あれ、なつきさんは、首元に大きな傷があるんだね。どうしたの？

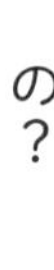

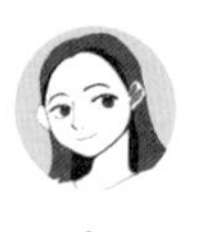

なつき　これは、摂食障害がひどくなって入院したときに自分で呼吸することができなくなっちゃったから、ここから人工呼吸器を入れて、なんとか命をつないでたんだ。その傷跡。

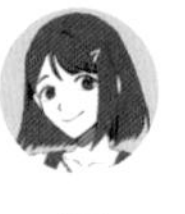

アキ　そうだったんですね。

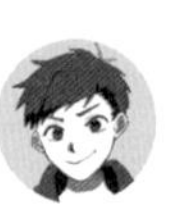

サトル　ごめん、聞かないほうがよかったかな……。

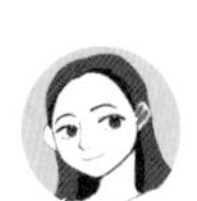

なつき　ううん、私は気にしないけど――、でも、摂食障害の人は、見た目のことを気にする人がすごく多いから、できるだけ見た目のことは言わないほうがいいかもしれないね。摂食障害の人だけじゃなくて、どんな人に対してもいきなり見た目の話をすること自体が失礼なことだし。でも、そうやってすぐに自分の過ちに気づけて謝れるサトルくん、私はかっこいいと思うよ。

サトル　そう言ってくれてありがとう……。

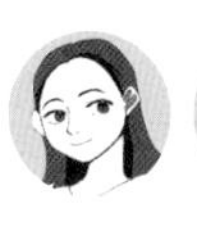

なつき　こちらこそ、謝ってくれてありがとう。それで、サトルくんはどんな話が聞きたいのかな？

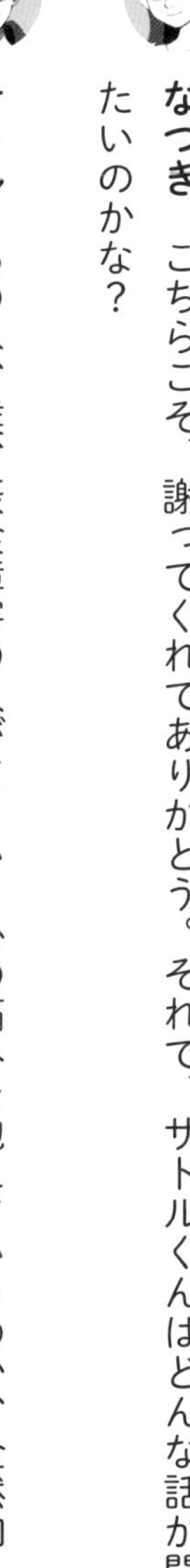

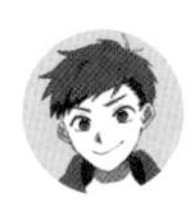

サトル　あのね、僕、摂食障害の人がどういう心の痛みを抱えているのか、全然知らないんだ。だからもしかしたら今みたいに、知らないからって変なこと言っちゃったりして、お母さんのこと追い詰めたりしてないかなって。僕のせいでお母さんがひどくなっちゃってたりしないかなって、すごく心配してるんだ……。

なつき　そっか。サトルくんはお母さんを心配してるんだね。

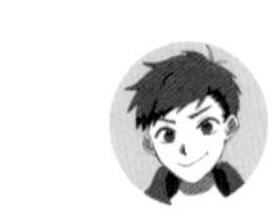

サトル　うん……。なつきさんは、どうして摂食障害になったの？　やせたいって思うのはなんで？

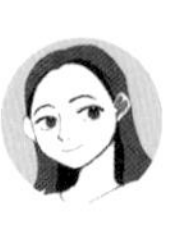

なつき　うーん、なんでかなぁ。やせたら頑張らなくてもいい理由になるって、心のどこかで思ってる気はする。病的なまでにやせてたら、他のことを頑張らなくていいって思ってもらえそうだし。

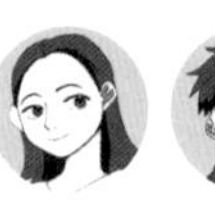

サトル　やせて綺麗になりたいとか、そういうことじゃないんだ……。

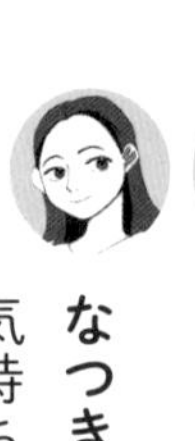

なつき　うーん、やせて綺麗になりたいとも当然思ってるんだけどね。やせたいという気持ちは摂食障害になる前からあったたし。私の場合、なんのタイミングだったか忘れちゃったけど、はじめは体重を落としていくのが楽しかったんだ。体重計の数字がどんどん減っていく感じが好きだった。そのうちに周りが「やせすぎじゃない？」って心配してくれるようになって、今度はやせることよりも、周りから気にかけてもらうことに執着するようになったの。

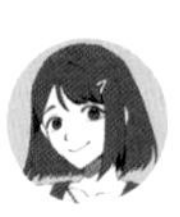

アキ　それはどうしてなんだろう。だいすけさんみたいに、寂しかったとかですか？

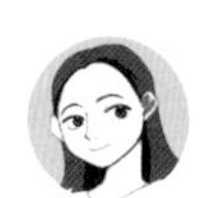
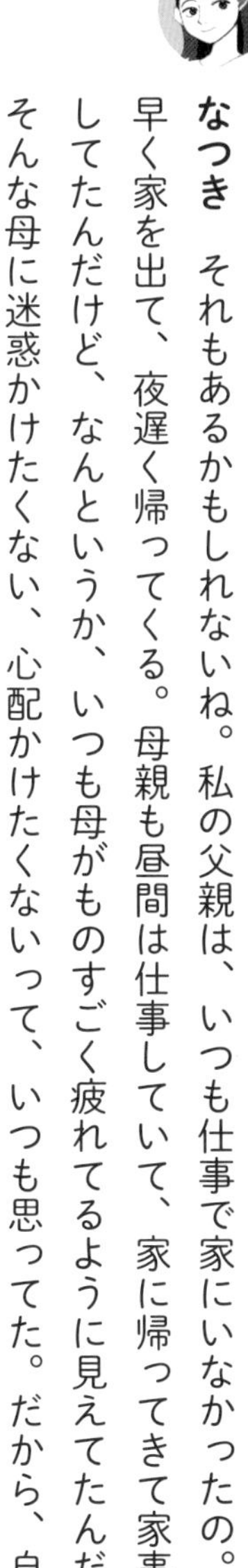

なつき　それもあるかもしれないね。私の父親は、いつも仕事で家にいなかったの。朝早く家を出て、夜遅く帰ってくる。母親も昼間は仕事していて、家に帰ってきて家事をしてたんだけど、なんというか、いつも母がものすごく疲れてるように見えてたんだ。そんな母に迷惑かけたくない、心配かけたくないって、いつも思ってた。だから、自分が頑張ってなきゃいけなかった。自分が迷惑をかけたり心配をかけたら、母の仕事が増えるから。本当は頑張らなくても見てもらったり、かまってもらったりできる環境がほしかったんだけどね。

でもさ、やせたら周りからかまってもらえたんだよ。やせたら「生きてるだけでいい、頑張らなくていい、学校も勉強も全部頑張らなくていい」って、周りがそういう雰囲気になったの。だから、やせることを手放したら、また頑張らなきゃいけなくなるって思った。そうやって太るのが怖くなっていって、中学2年生のとき、気づいたら入院してたんだ。

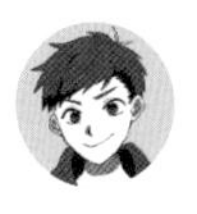

サトル　それが、最初に話してた首の傷のときなんだね。

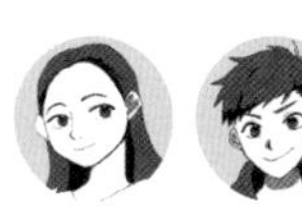

なつき　そう。拒食っていって、何も食べない状態で過ごし続けてたら、身長が１５６cmで26kgにまでやせちゃって、無理やり病院に連れて行かれたんだ。最初は精神科にかかったんだけど、身体の状態が悪すぎて小児科に入院することになった。栄養が足りな

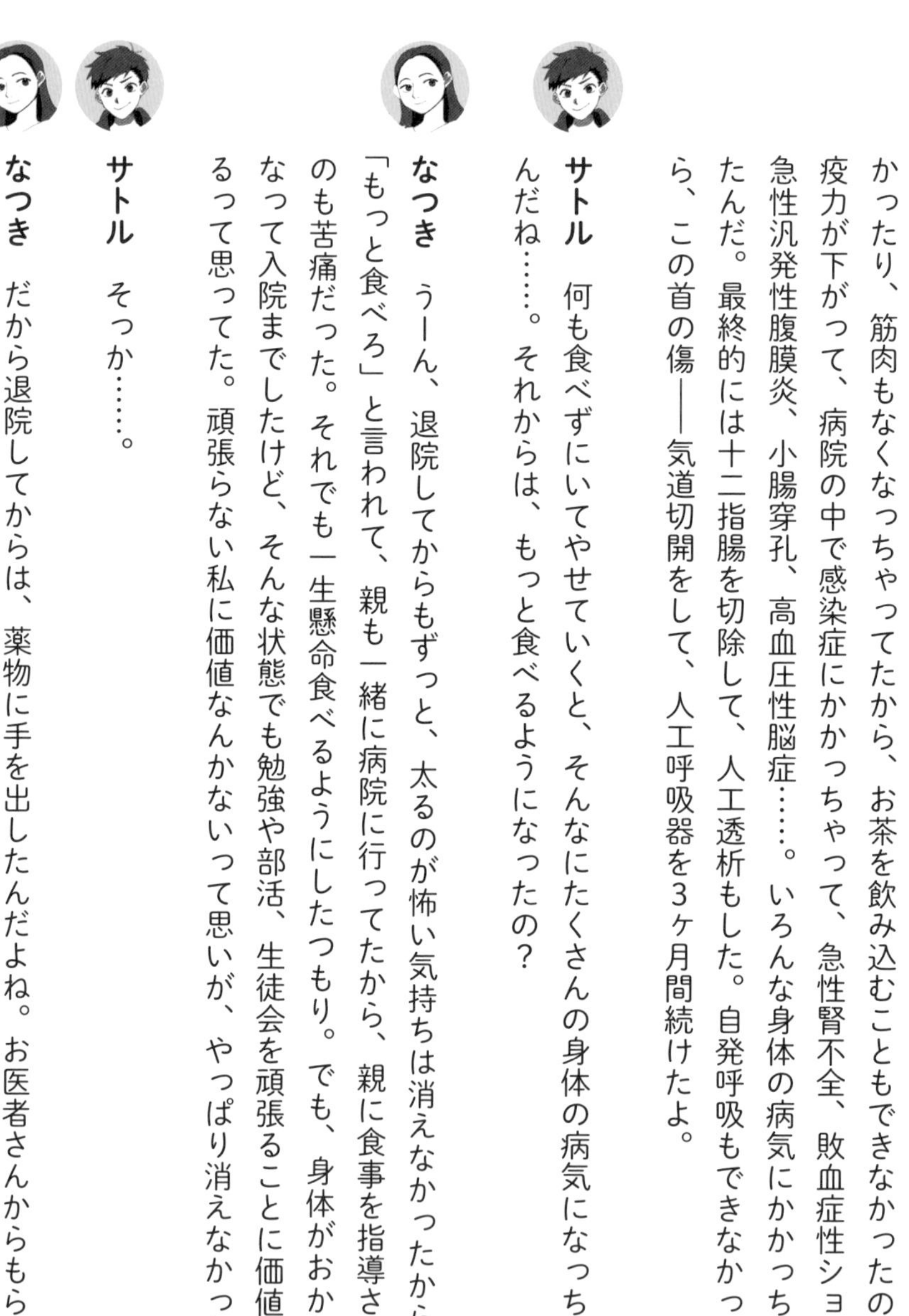

かったり、筋肉もなくなっちゃってたから、お茶を飲み込むこともできなかったの。免疫力が下がって、病院の中で感染症にかかっちゃって、急性腎不全、敗血症性ショック、急性汎発性腹膜炎、小腸穿孔、高血圧性脳症……。いろんな身体の病気にかかっちゃったんだ。最終的には十二指腸を切除して、人工透析もした。自発呼吸もできなかったから、この首の傷――気道切開をして、人工呼吸器を3ヶ月間続けたよ。

サトル　何も食べずにいてやせていくと、そんなにたくさんの身体の病気になっちゃうんだね……。それからは、もっと食べるようになったの？

なつき　うーん、退院してからもずっと、太るのが怖い気持ちは消えなかったからね。「もっと食べろ」と言われて、親も一緒に病院に行ってたから、親に食事を指導されるのも苦痛だった。それでも一生懸命食べるようにしたつもり。でも、身体がおかしくなって入院までしたけど、そんな状態でも勉強や部活、生徒会を頑張ることに価値があるって思ってた。頑張らない私に価値なんかないって思いが、やっぱり消えなかった。

サトル　そっか……。

なつき　だから退院してからは、薬物に手を出したんだよね。お医者さんからもらう処方薬。それを一気に飲んで、無理やり意識を失ったり、倒れたりするようになったの。そうすれば休める、そうすれば頑張らなくてもいい、誰かが私を見てくれるって、そう思ったから。

アキ　やせるために薬を飲んだというより、休む理由とか、見てもらう必然性がほしくて薬を飲んだ、って感じなんですね。

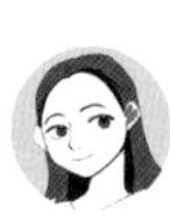

なつき　そうだね。手段が変わっただけなのかもしれない。私は、摂食障害って、ただ単純に綺麗になりたい、やせたいって思いだけでなる病気じゃないように感じてるんだ。やせて綺麗になりたいって気持ちは、今の自分が気に入らないってことでもあると思うし。やっぱりね、自分が嫌いなんだと思う。

私はお医者さんじゃないから確かなことは言えないけど、摂食障害の仲間たちと話してると、みんなすごく傷ついてるの。自分のことが好きじゃない仲間ばかりだよ。こんなことやめたいって思っててもやめられない、そんな自分がもっと嫌いになっちゃう。でも、やせなくちゃ誰も私のことなんて見てくれないような気がしちゃうから……。

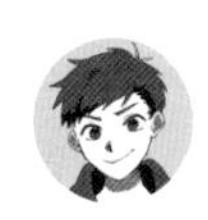

サトル　僕のお母さんも傷ついていて、見てほしいって思ってたりするのかな。たとえばお酒を飲んでばかりのお父さんとかに……。

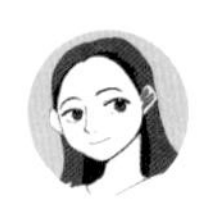

なつき　どうだろうね。私とサトルくんのお母さんは同じようにやせることに執着しているかもしれないけど、やっぱりどこまでいっても違う人間だから、やせたい理由や背景は同じかもしれないけど、全然違うかもしれない。でも、ひとつの実体験として、私の場合はやせたい気持ちの裏にこんな心の痛みがあった。だから、サトルくんのお母さんにも心の痛みがある可能性は、あるんじゃないかなって思うよ。

Q部活の食事指導って必要かな？

A

運動系の部活だと、食事指導をするところもあるかもしれませんね。私はスポーツが苦手なので、食事指導が必要か不要かを答えることができませんが――、実は、スポーツ選手やアスリートには、摂食障害の当事者がものすごく多いんです。

たとえば体重が軽いほうが有利になるスポーツの場合、相手より有利な状態になるために食事量を減らすだろうし、脂肪も含めて体重を増やしたほうが有利になるスポーツなら、たくさん食べる必要があるでしょう。そこで食べないようにしたり、食べてしまったら吐き出したり、苦しいのに無理して詰め込んだりして体重を調整するようになると、脳内では、その行為や結果への依存回路がつくられていきます。

脂肪は減らさなくちゃいけないけど筋肉量が必要なスポーツなら、脂質や糖質を控えて、タンパク質を中心にする食生活が理想的とされていますが、しばらく続けていると、油分や糖分が多い食事を食べたくなる。でも食べてしまうとこれまでの努力が水の泡……。なので、「せめて味だけでも」と口の中で噛み、飲み込む前に吐き出す人もいます。これも、摂食障害の一種です。

ただ、私の友人には、長年摂食障害と向き合いながら車いすバスケットボールのパラリンピック日本代表になった人がいます。激しくぶつかり合う車いすバスケの性質上、少しでも体重を増やさないと勝てないという理由で、食べ吐きをしたあとにおにぎりをひとつ食べる、という生活を送っていたそうです。おそらく彼女は、スポーツ選手としての食事制限はおろか、一般的に理想的とされる「きちんとした食生活」すら、摂食障害によって送れていなかったと思います。それでも、東京2020パラリンピックでは、見事なスリーポイントシュートを決めていました。だからきっと、無理をしない等身大のままで大丈夫です。

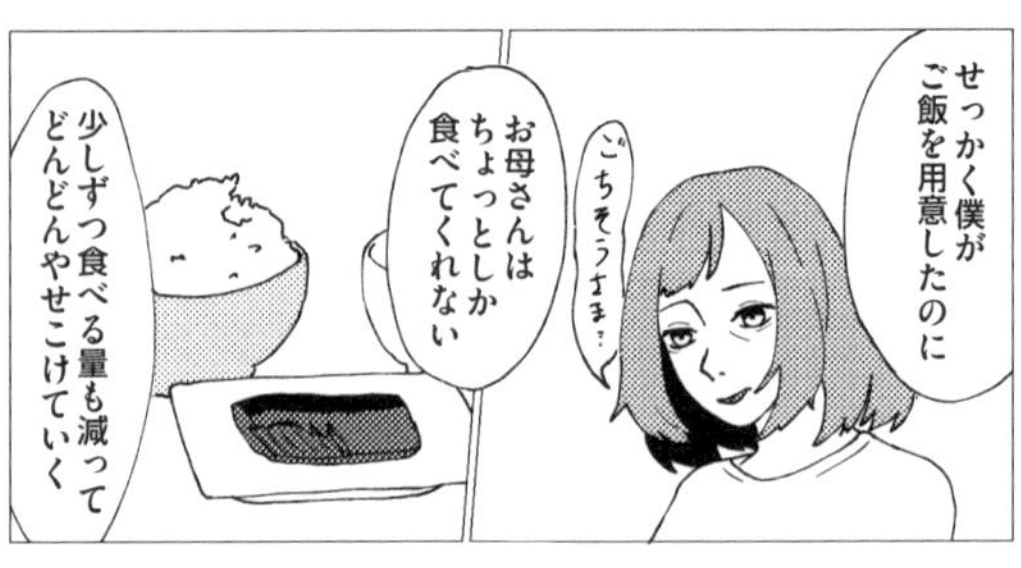
せっかく僕がご飯を用意したのに
ごちそうさま…
お母さんはちょっとしか食べてくれない
少しずつ食べる量も減ってどんどんやせこけていく

第3章 親の問題に振り回されている子どもたち

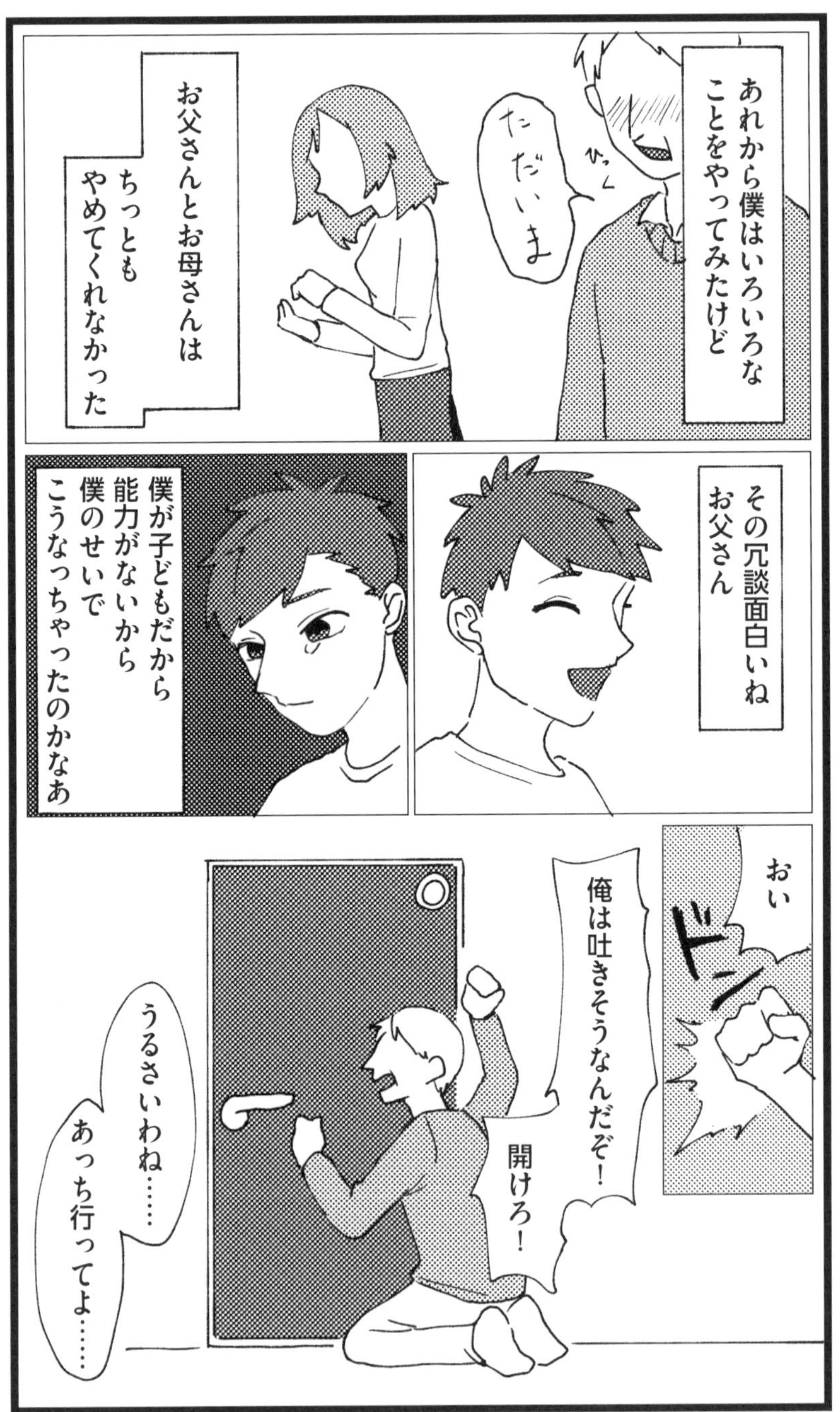
あれから僕はいろいろなことをやってみたけど
ひっく
ただいま
お父さんとお母さんは
ちっともやめてくれなかった
その冗談面白いね
お父さん
僕が子どもだから
能力がないから
僕のせいで
こうなっちゃったのかなあ
おい
ドンッ
俺は吐きそうなんだぞ！
開けろ！
うるさいわね……
あっち行ってよ……

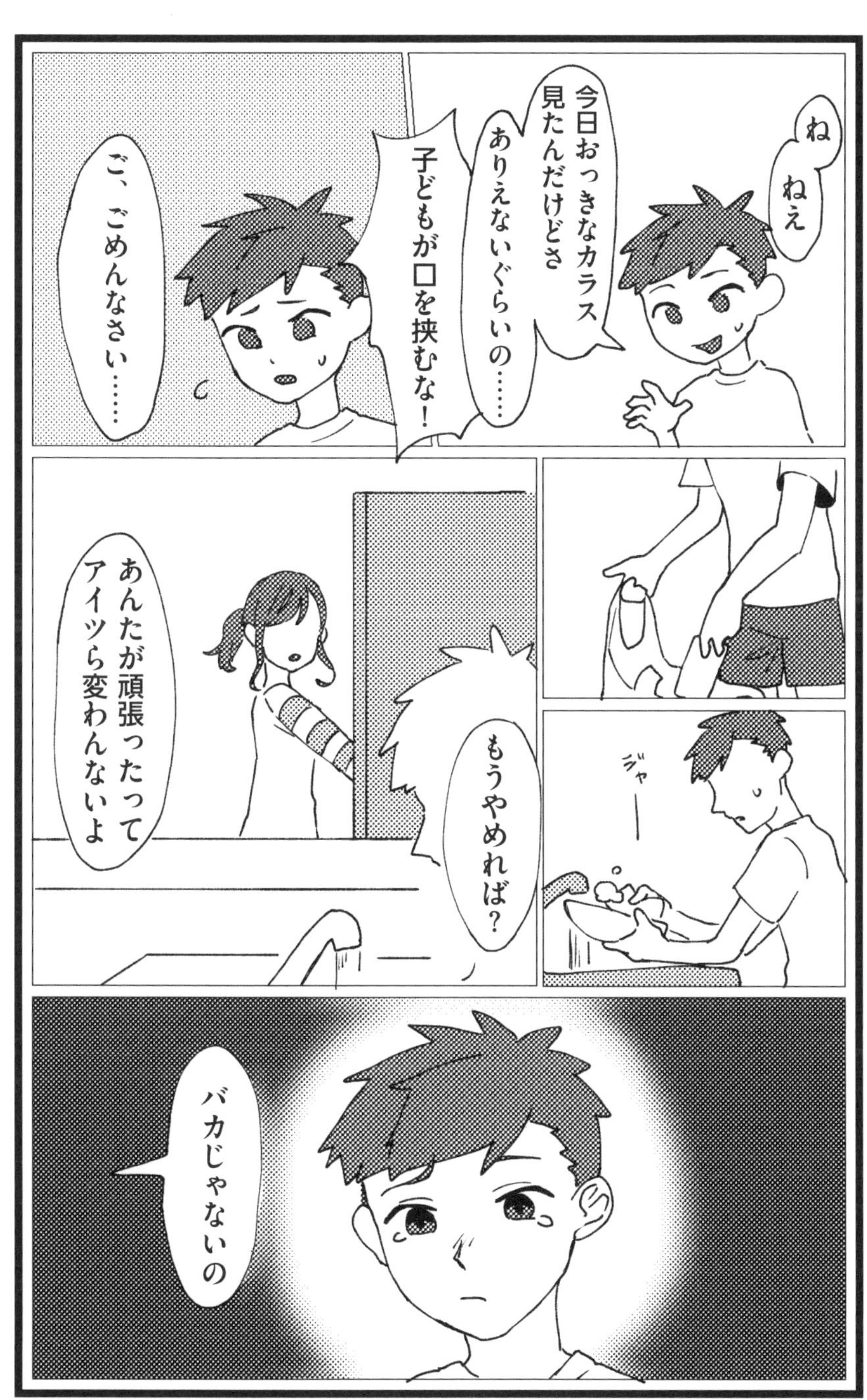
ね　ねえ
今日おっきなカラス見たんだけどさ
ありえないぐらいの……
子どもが口を挟むな！
ご、ごめんなさい……
ジャー
もうやめれば？
あんたが頑張ったってアイツら変わんないよ
バカじゃないの

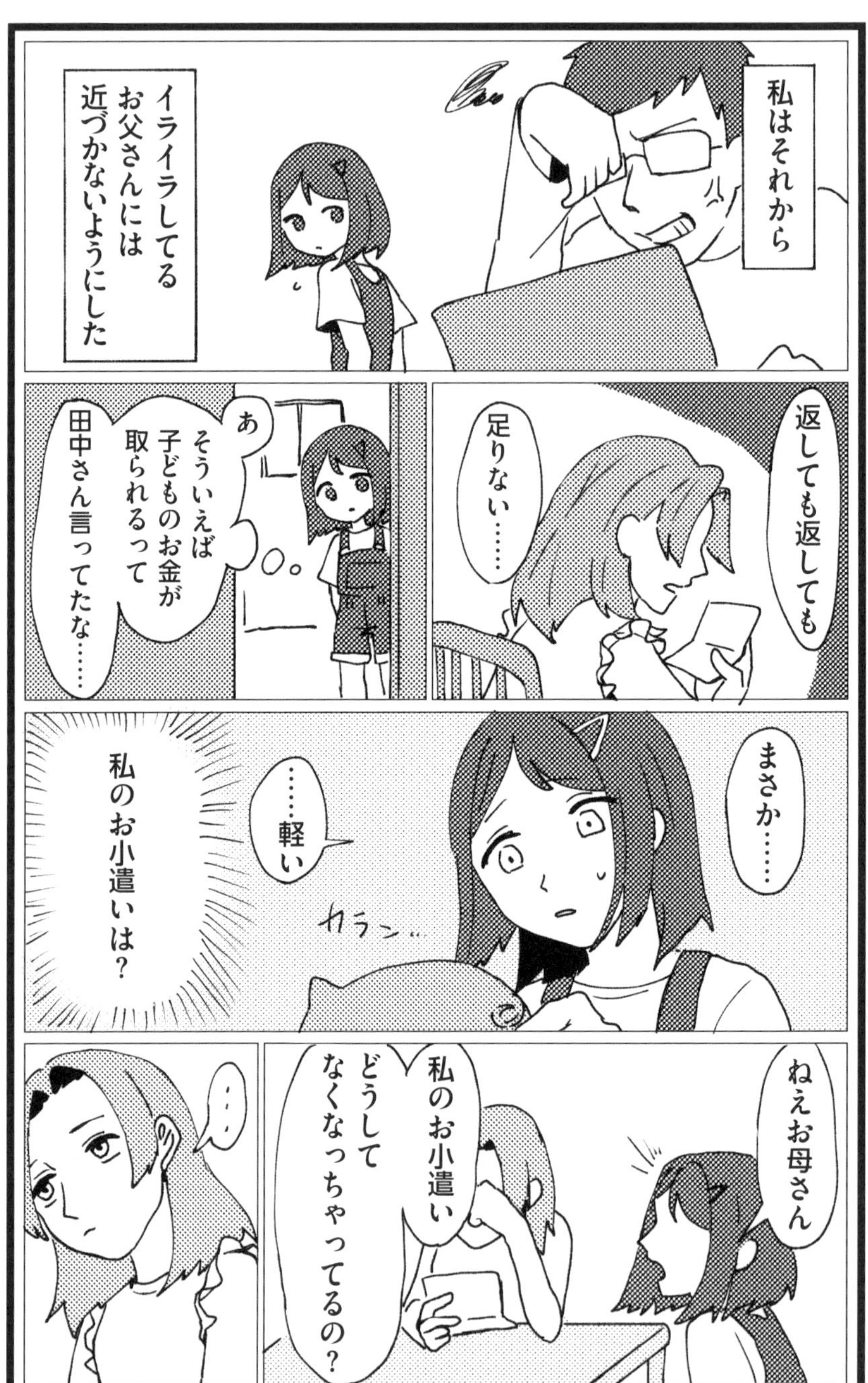
私はそれから
イライラしてるお父さんには近づかないようにした
返しても返しても
足りない……
あ
そういえば子どものお金が取られるって田中さん言ってたな……
まさか……
……軽い
カラン…
私のお小遣いは？
ねえお母さん
私のお小遣いどうしてなくなっちゃってるの？
…

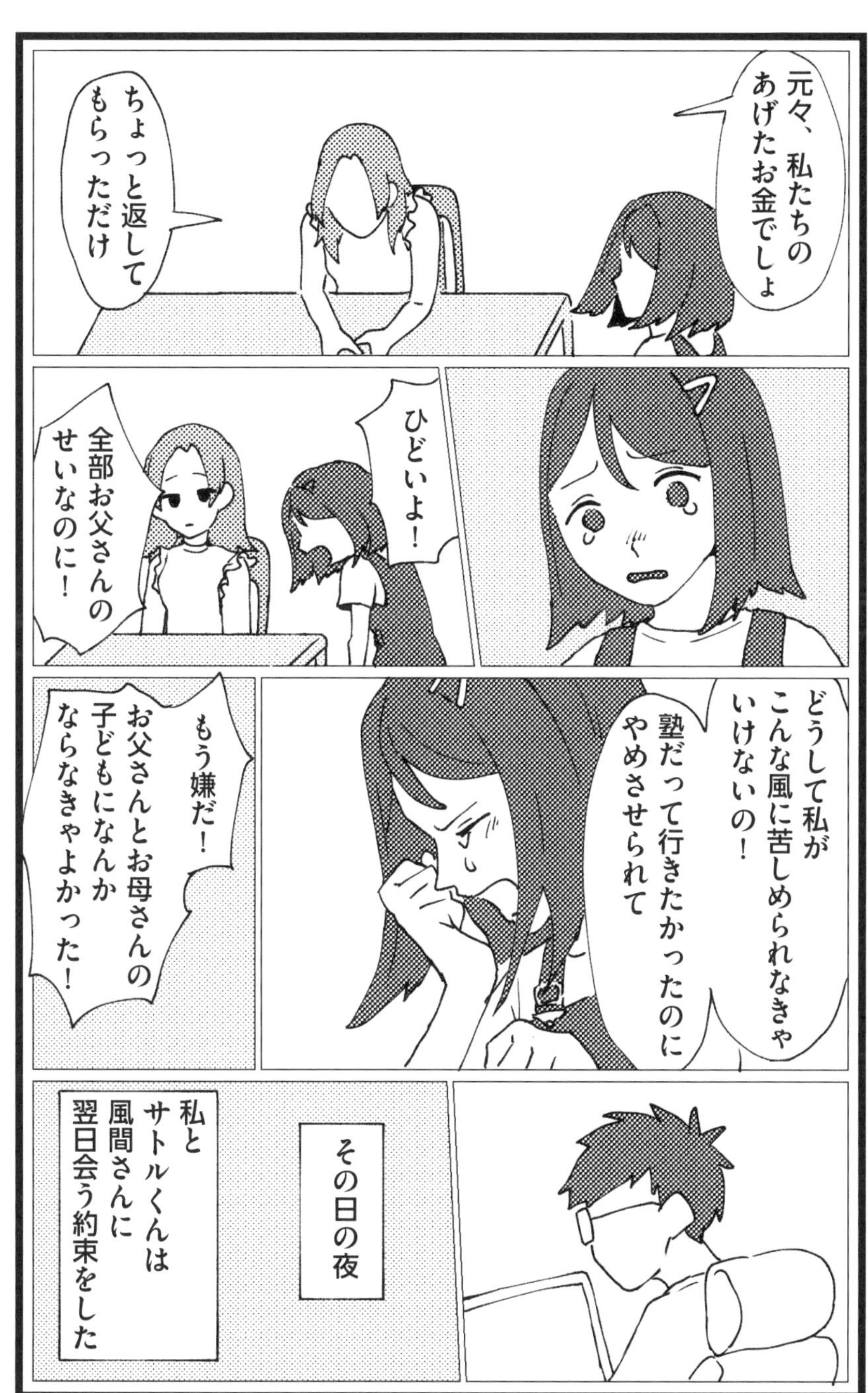
元々、私たちの
あげたお金でしょ
ちょっと返して
もらっただけ
ひどいよ！
全部お父さんの
せいなのに！
どうして私が
こんな風に苦しめられなきゃ
いけないの！
塾だって行きたかったのに
やめさせられて
もう嫌だ！
お父さんとお母さんの
子どもになんか
ならなきゃよかった！
その日の夜
私と
サトルくんは
風間さんに
翌日会う約束をした

自分の心の痛みに目を向ける

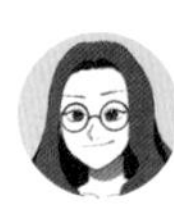

風間　サトルくんは、お母さんの薬物や、お父さんのお酒の問題に振り回されて心配になったり、どうにかできないかなって、いつも家族のために一生懸命頑張ってるよね。それなのにお姉ちゃんには冷たいことを言われて、すごく傷ついたと思う。アキちゃんは、お父さんのギャンブルが元になって、お母さんにお金を取られちゃった。悲しいよね。二人ともいっぱい知識をつけたし、ずっと頑張っていて、依存症についての理解だって身についてきたと思うけど、その悲しさは知識や理解じゃどうにもならないよね……。

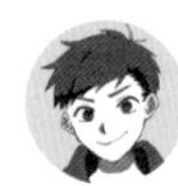

サトル　うん。僕、何もできなくて……。せっかく松本先生や依存症予防教育アドバイザーのみなさんから話を聞いたのに、全然うまくやれないんだ。お母さんやお父さんの依存症を治してあげられない。僕がうまくやれないせいで、みんなまだ苦しんじゃってる……。お姉ちゃんにも言われちゃった、「バカじゃないの」って。

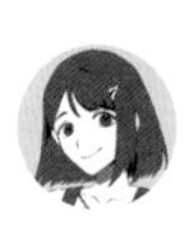

アキ　私は、お金を取られたことでがまんできなくなっちゃって、お母さんにひどいこと言っちゃった。全然ちゃんとできない。せっかく勉強したのに、活かせない……。

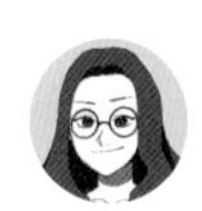

風間　サトルくん、アキちゃん。いくら勉強しようと、いくら知識を身につけようと、急にうまくやるなんて大人でも無理だよ。しかも子どもには、そんな努力義務はないわけ!!　サトルくんがお父さんやお母さんの依存症を治してあげたいと思う気持ちはとてもよくわかるけど、それはお医者さんや精神保健福祉士という専門家と、それから、お父さんやお母さん自身の仕事なんだよ。

アキちゃんが怒るのだって、当たり前のことだと私は思う。それがたとえ依存症のせいだったとしても、自分のお金を取られたんだから、アキちゃんは窃盗の被害者なわけだしさ。

サトルくんもアキちゃんも、お父さんやお母さんの心の痛みばかりに気をくばるのではなくて、自分の心の痛みにも目を向けてみてほしいな。

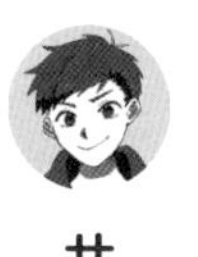

サトル　僕たちの心の痛み？

アキ　どういうこと？

風間　なんというか、正直言えば、そういうお父さんとお母さんのところで過ごしてる以上、子どもがやるしかないことってたくさんあるじゃん？　自分が洗い物をしなきゃ使える皿がなくなっちゃうし、お小遣いを取られたって、結局は親がお金を出して生活してるってことに変わりはないから、最終的にはグッとがまんするしかなかったりして。はっきり言えば、生活を人質に取られてるようなものだよね。でも本当は、親がそういう苦労を子どもに強いてしまう状況は、あってはならないと思うんだ。たとえそれが依存症などの病気で仕方ないことだったとしても、親の心の痛みが理由なんだとしても、そういう親の問題に子どもが振り回されてるってことは、子どもたちの心の痛みを生み出し続けてしまうってことでしょ。そしてそれは、子どもたちの基本的な権利——人権を侵害するということにもなるんだよね。

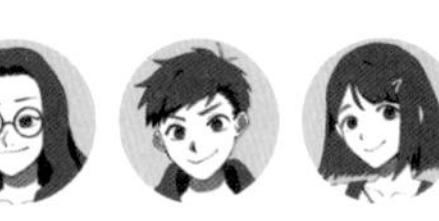

アキ　人権？

サトル　僕たちの権利ってなに？

風間　またちょっとお勉強っぽくなっちゃうけど、まず、基本的人権に関する説明をするね。人権というのは、とっても簡単でシンプル。「人間である」というだけで当たり前に守られる権利——つまり、人であるならば誰でも、いつどこにいても、尊ばれて守られる資格があるということなんだ。それがたとえ多くの人から嫌われたり、敵視されたりして、とても受け入れられない！　と思われてしまうような人でも、必ず人間として尊ばれることが保障されなくちゃいけないの。もちろん子どもも、依存症の人もね。

一般的には法律で権利が定められているものが権利だと考えられているけど、たとえ法律の条文に書いていないことでも、「これは私の権利だ！」と確信したら、権利の主張をすることができる。なぜなら、主張することは権利として、法律でも定められているから。そして、もしその主張が裁判所に認められたら、法的にも権利として定着していくことがある。「知る権利」というのが、まさにそうした流れで定着していった権利のひとつだった。サトルくんとアキちゃんは今、まさにこの「知る権利」を行使している状態と言えるし、同時に、その「知る権利」を、家庭内で侵害されていたとも言える。親に何が起こっているのかを説明されないまま、振り回されてしまっていたわけだからね。

もちろん、二人のお父さんとお母さんは自分たち自身がとても大変な状態にあるわけだから、「知る権利を侵害してやろう！」と思って黙っていたわけではなく、単にいろいろな理由で伝えることができなかったんだと思う。それでも、二人の権利が侵害されていたという事実は変わらないんじゃないかな。

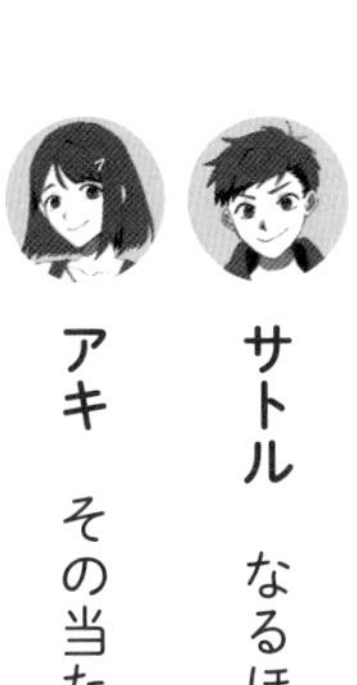

サトル　なるほど……。人であるというだけで、守られる権利……。

アキ　その当たり前の権利を侵害されたら、心を痛めるのも当たり前？

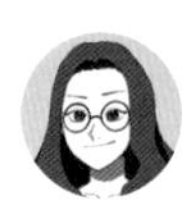

風間　そうだね。だって人権を侵害されるって、ものすごく理不尽だし、不自由なことじゃん。たとえば最近だと、親が信じている宗教の問題で振り回されている子どもたちを助けたいと願っている大人たちがさまざまなアクションを試みてるんだけど――、子どもが生まれたときから持っている「宗教を信じない自由」っていう権利が、ずっと守られてこなかったし、今も守られてないんだよね。そのことによって、親が信じている宗教を無理やりにでも信じなくちゃいけなくなって、子どもの人生が宗教に支配されちゃうみたいなことが、今日も起こってる。もちろんその宗教を信じたいなら信じればいいんだよ、「信じる自由」も権利として保障されているからね。でも、同時に保障されなくちゃいけない「信じない自由」が圧倒的に守られていなくって、親の言いなりになるしかない状態の子どもたちがいる。そりゃあ、心を痛めるよね。

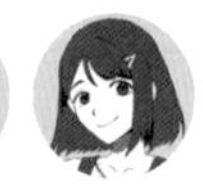

アキ　人権が守られない場面にも、いろいろあるんですね。そっか……。

サトル　じゃあさ、僕たちの権利って他にどんなものがあるの？

風間　そうだなぁ、権利の種類を挙げはじめるとキリがないんだけど……、依存症家庭で生きているサトルくんには、親の問題とは別の人生を――サトルくん自身の人生を生きていく権利があるし、アキちゃんにもアキちゃんの人生を生きていく権利がある――、ということだけは明言しておきたいかな。

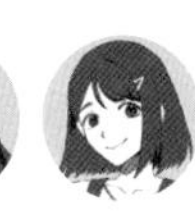
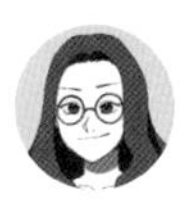

アキ　別の人生を生きていく権利がある？

風間　１９８９年11月20日に国連総会で定められた「子どもの権利条約」に基づいて説明していくね。すべての人に保障された基本的な人権の他に子どもの権利は、大きく分けて４つあります。生きる権利、育つ権利、守られる権利、そして参加する権利。サトルくんは今、お母さんやお父さんの問題によって、不安な気持ちで過ごし続けてるよね。それは、サトルくんの心理的安全が守られていない状態と言える。アキちゃんもそうだよね。自分の財産を奪われて、つらい気持ちになっちゃった。つまり、この「子どもの権利条約」で言うなら、守られる権利を侵害されている状態と言えるんじゃないかな。

サトル　心理的安全って、つまり、安心を感じること？

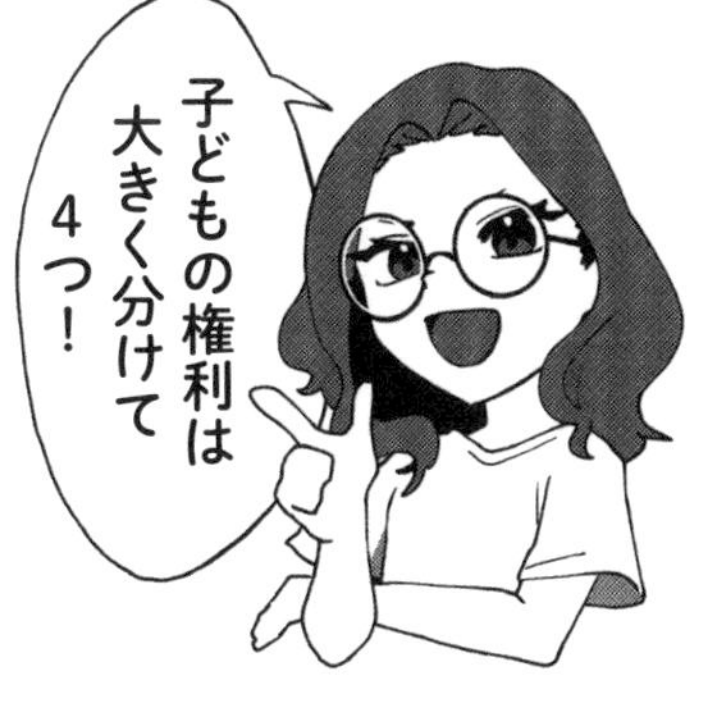

生きる権利
育つ権利
守られる権利
参加する権利

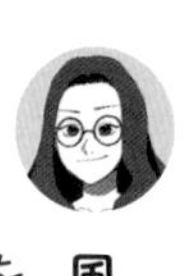

風間　そうだね。子ども自身が安心を感じられるような環境を、大人がつくって、それを大人が守っていくことが、本来は当たり前のこと。子どもの権利を守るという意味でもそうだけど、それこそが大人として生きるという心構えだと私は思うし。

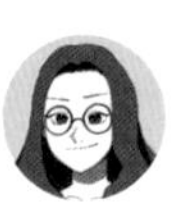

サトル　なるほど。でもそれって、僕たち子どもからすれば、大人任せの決まりごとというか……。結局は大人によってすべて決まっちゃうって感じがする。

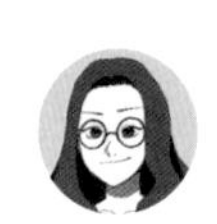

風間　わかる。そうだよね。大人たちが頑張って子どもの権利を守る仕組みをつくっていく必要があると同時に、子ども自身が「こんなことおかしい」「こうしてほしい」という声をもっと安心して発信できるように場を整えることも必要だと、私は思ってる。それも子どもの参加する権利を守ることそのものだしね。
最近つくられた「こども基本法」という法律でも、子どもが個人として健やかに成長できることや、心や体の状況や置かれている環境等にかかわらず権利が守られる、そんな社会を目指していくことが定められているんだけど——、この「こども基本法」は、子どもの権利が守られていないことに問題意識を持っている大人たちが一丸となってつくった法律なんだ。
大人たちの中にも、そうやって実際に動いてよりよい社会にしようとしたり、子ども自身が声を上げられるように日々頑張っている人は、ちゃんといる。

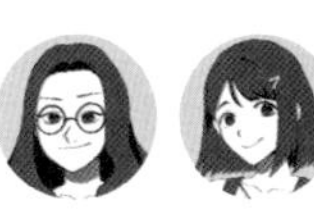

アキ　そういう大人も日本にいるんですね。

風間　うん。私が信頼している仲間の一人も、親の問題で苦労していたんだけど、ずーっと子どもの権利を守るための活動をしてるよ。
ただ、いくら大人には子どもの権利を守る義務があるって言ったって、人権ってやっぱり、子どもだろうと大人だろうと、人間である以上は全員に保証されていなくちゃいけないことなんだよ。大人だって追い詰められるとできないことはたくさんある。私も子どもたちのために頑張ろうと思ってはいるけど、たまに余裕がなくなってイライラしちゃったりして、全然うまくできないときってあるし。そういうときに大事なことは、たぶん、大人が責任をまっとうしようと気負いすぎたりせずに、「あなたに対してではないけど、イライラしてて、うまくできないんだ。ごめんね」って、子どもに対しても正直に打ち明けることだと私は思うんだけどさ。とはいえ、これもサトルくんの言う通り、大人任せだし大人頼りになっちゃうよね。なんだかな。

アキ　でも、わかる。依存症の知識を教えてもらったおかげで、お父さんはお父さんの心の痛みによってギャンブルに逃げるしかなくなっちゃってるんだろうなって。そんな状態で、依存症っていう脳の病気になってるんだとしたら、そうやって子どもに対して正直になる余裕なんてないだろうなって。

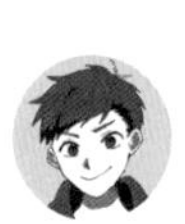

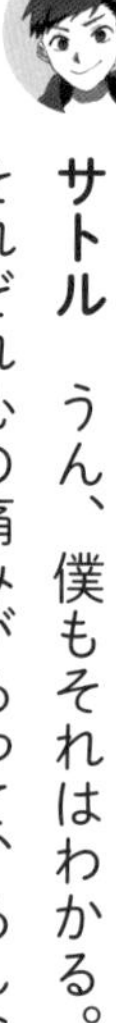

サトル　うん、僕もそれはわかる。お父さんもお母さんも、もしかしたらお姉ちゃんも、それぞれ心の痛みがあって、あんな風になってるんだろうなって。

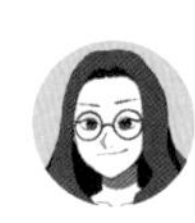

風間　サトルくんのお父さんもお母さんも、お酒や薬物をコントロールすることがむずかしくなってしまってるよね。アキちゃんのお父さんも、ＦＸに生活を支配されちゃってる感じ。病院に行ってないし診断がついてないとはいえ、それらはおそらく依存症の可能性が高いから、市役所などの行政機関や支援団体だったり、依存症を専門で診てくれる医療機関とかに連絡して、相談するのが本当は一番いいんだけど――でも、相談したからといって、すぐにサトルくんやアキちゃんの気持ちが安らぐわけでもないでしょ。

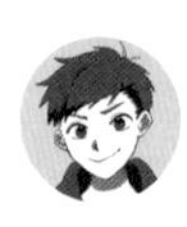

サトル　うん。お父さんやお母さんが、すぐにお酒とか薬物をやめられるわけじゃないんだろうし。

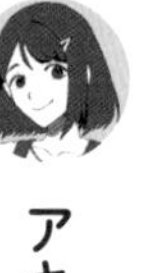

アキ　依存症にはよく効く特効薬があるわけでもなくて、回復には時間がかかるっていうのもよくわかったもんね。

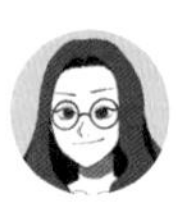

風間　となると、私としては何より、サトルくんとアキちゃんの気持ちが心配なわけ。二人のお父さんやお母さんのことももちろん心配だけど、やっぱり病気である以上は、

専門の人に任せるしかない。でも、そうなったらサトルくんとアキちゃんの気持ちは、いったい誰が守ってくれるんだろうって、私は心配になっちゃうんだよね。もちろん私にできることならいくらでもしたいんだけど、私にはサトルくんとアキちゃんにつきっきりになれるほどの余裕がなくて。

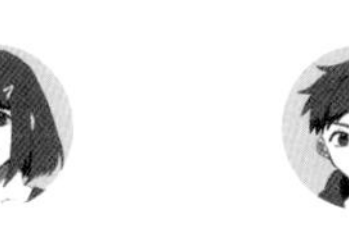

サトル　じゃあどうしたらいいのかな？　友だちにお父さんやお母さんのこと話すのもちょっと怖いし、自分の正直な気持ちを話せる相手って、今だと風間さん以外に思いつかないよ。

アキ　私も、行政機関とか支援団体に相談って言われても、やっぱりよくわかんなくて不安だし。私の家は普通じゃないんだと思うし、私の気持ちを打ち明けて引かれたら嫌だなって思うから。

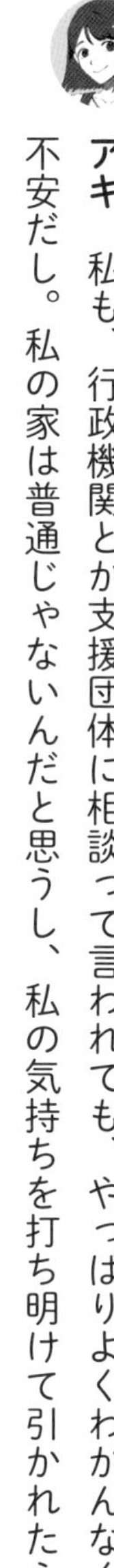

風間　そうだなぁ。依存症から回復した人たちも、それぞれいろんな心の痛みを抱えていたよね。依存症予防教育アドバイザーのみんなが取り組んできた方法って、どんなものだったっけ？

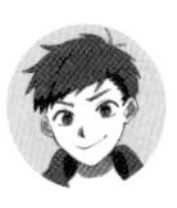

サトル　――自助グループ？

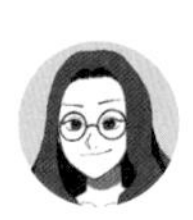

風間　その通り。同じような立場の人たちとつながり、苦しみを分かち合うことで痛みを癒していたよね。ものは試しで、二人と同じように、親が依存症で心の痛みを抱えている仲間たちと話をしてみようよ。私みたいな支援する立場の大人とつながっておくのも超大事だけど、もし私しか気持ちを話せる相手がいなかったとしたら、私が聞く余裕を持てていないときに困っちゃうでしょ。
自助グループのような場も、人によって合う・合わないがあるし、はじめのうちは馴染めないなって感じたりすることも多いと思うんだけど、そのうちに自助グループで痛みを分かち合うことが自分に合った方法だってなれば、そこがかけがえのない居場所になっていくからさ。二人の「参加する権利」、行使しちゃってよ。

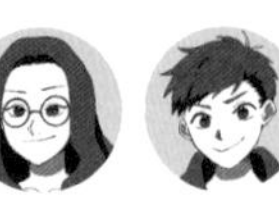

サトル　「参加しない権利」もあるんだよね？

風間　うん、もちろん。私の誘いを「断る権利」も、自助グループを「選ぶ権利」もあるよ。そして二人が嫌だと感じたら断れるようにしたり、他を選べるように選択肢を用意するのは、誘う側である私の責任。大人としても、二人の友だちとしてもね。

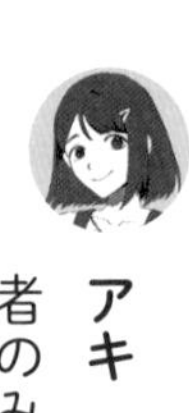

アキ　私は行ってみたいな。どんな人たちがいるのかちょっと不安だけど、依存症当事者のみなさんが自助グループで楽になったって言ってたの聞いて、実はちょっと羨まし

いなって思ってた。私も、自分と似たような立場の人たちと話をしてみたい。

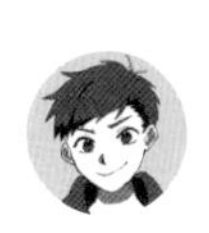

サトル　うん、僕も。参加してみたい。何もしないでがまんし続けるよりは、試してみたいな。風間さん、自助グループに連れてって！

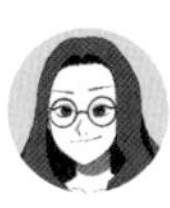

風間　よっしゃ。じゃあ私が仲良くしてもらってる子どもや若者たちの自助グループに参加できるよう連絡しとくね。当日、私は分かち合いに参加しないけど、外で待ってるから！　ゆっくりみんなで話しておいで。

2 ヒミツを話せる人たちに会う

今から行くのは
二人と同じように
依存症の親がいる
子どもたちのグループだよ
何歳ぐらい？
どういう依存症？
どこの学校の
人たちかな？
気になるよね！
でも参加してる人たちの
安全を守るためにも
参加してる人たちの情報は
外で話さないっていう
約束があるんだよ
そうなんだ！

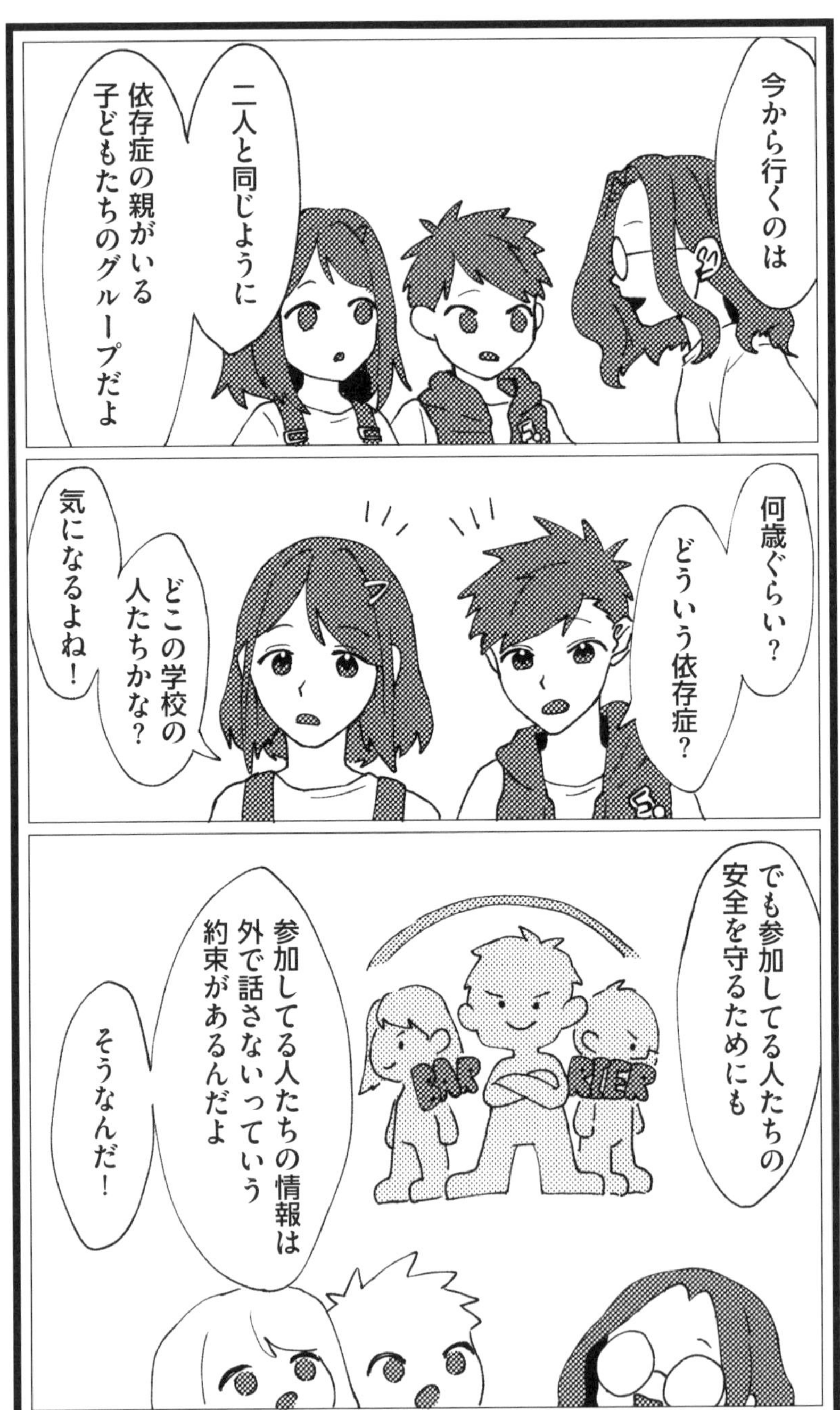

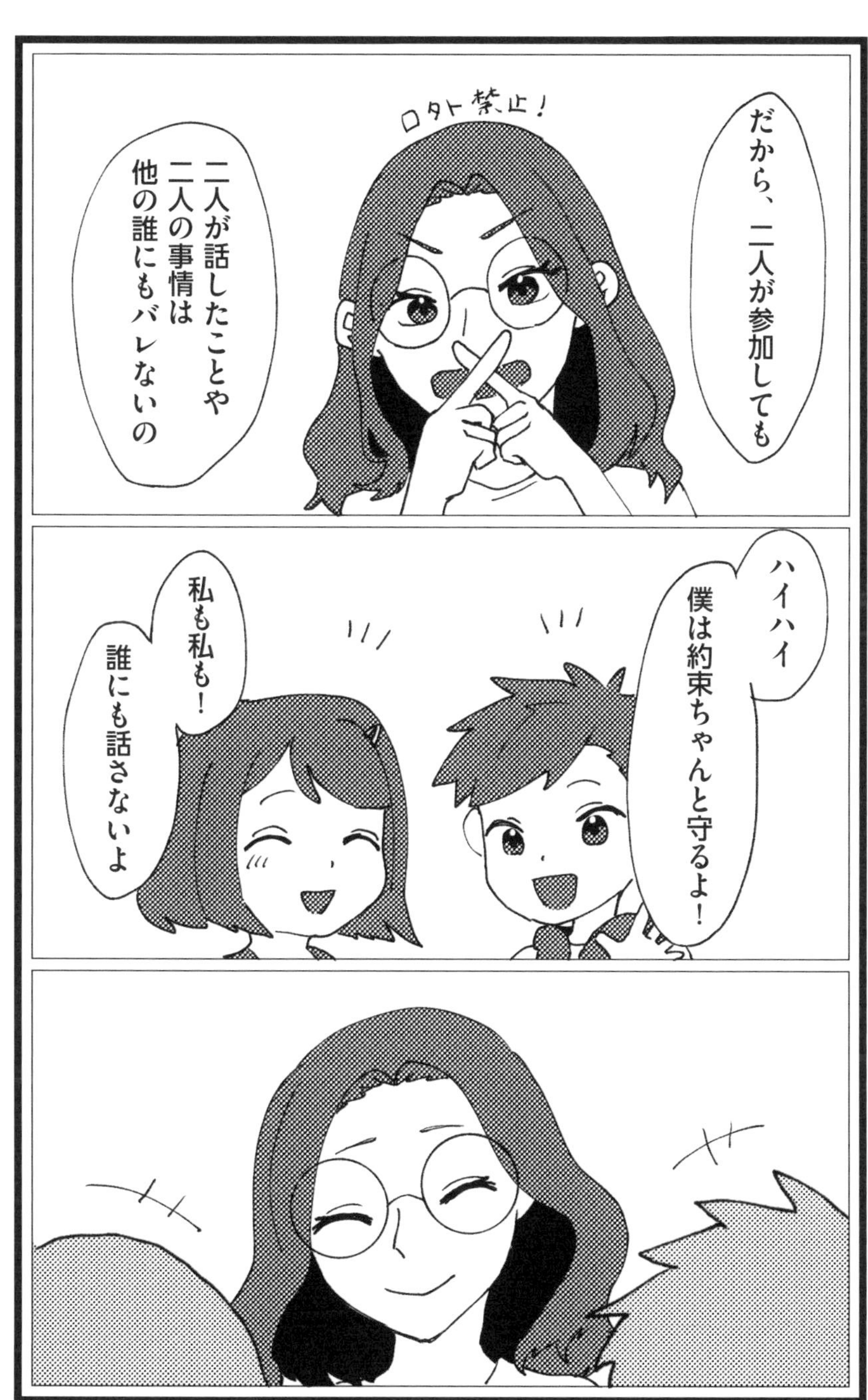
だから、二人が参加しても
ロタト禁止!
二人が話したことや
二人の事情は
他の誰にもバレないの
ハイハイ
僕は約束ちゃんと守るよ!
私も私も!
誰にも話さないよ

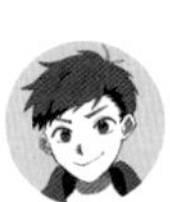
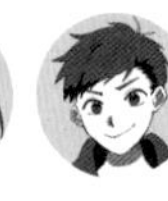
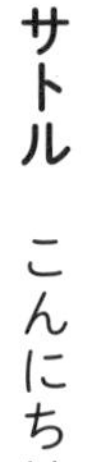

サトル　こんにちは！

アキ　はじめまして……。

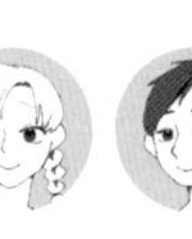

たいせい　はじめまして。たいせいです。

ユウ　はじめまして！　ユウだよ。来てくれてありがとう。

あかね　こんにちは！　あかねといいます。はじめてって緊張するよね。

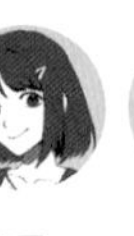

アキ　うん……。仲間と分かち合うと言われてもどうすればいいのか、よくわかんなくって。

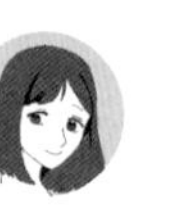

あかね　そうだよね。私もそうだった。話をするの怖かったし、最初すごいドキドキしたの覚えてるなぁ。でもね、今はみんなと話をするのが救いになってるんだ。

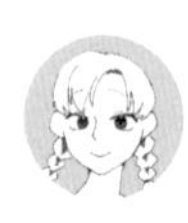

ユウ　仲間同士なら、なんでも話せるもんね。親のこととか、他の誰にも話せなくない？

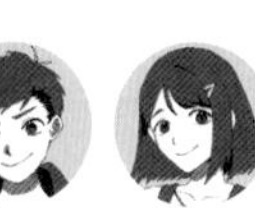
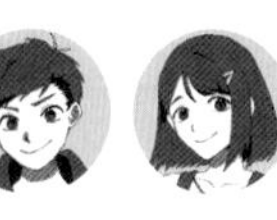
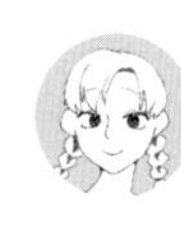

アキ　うん、話せない……。

サトル　（僕も、アキちゃんには、親のこと詳しくは話せてないし……）

ユウ　うちの親はお酒をすごく飲む人だったんだ。お父さんも飲むけど、家に来るおじちゃんたちもみんな大酒飲みだし、幼稚園の頃から周りが酔っ払いばっかりだった。お正月とかお盆とかみんなが集まって、夜はお酒飲んで酔っ払って、次の日の朝は全員床に転がってる。もう嫌で嫌でしょうがなかった。パンツの色とか聞いてきたりとか、そういうのはすごい恥ずかしかったし嫌だったな。お酒を飲むとみんな別人になっちゃうし。

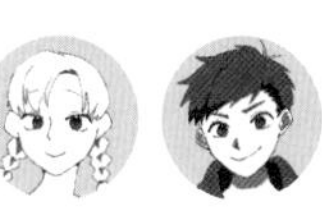

サトル　（わかる、僕のお父さんも別人になる……）

ユウ　お酒を飲むと、お父さんとお母さんはよくけんかしてたんだ。普段あんまりしゃべんないお父さんなんだけど、けんかがはじまるともう、怖くて怖くて近寄れない。今でもはっきり覚えてるけど、家族全員ご飯食べ終わってる中で、お父さんだけ遅くまでご飯食べながら、やっぱり飲んでたんだよね、お酒。だんだん酔っ払ってきて、お母さんに向かってお茶碗投げて。お茶碗が割れて、お母さんの血が畳の上に飛んだ。

お母さんも怖かったのかな？　夜だったんだけど、私を置いて家の外に逃げて行ったんだよ。

ご飯がひっくり返って、血も飛び散った畳の上を拭きながら、「もうこんな家やだ、出てってやる」って泣いてた。それが小学校3年生くらいだったかな。

でも、次の日になったら、お母さんは階段から落ちて怪我したことになってて。もう、わけがわからなかった。あぁ、お父さんのお酒の話も、けんかの話も、全部言っちゃいけないことなんだって思った。

酔っ払ってるお父さんも嫌だったけど、なんにも言い返さないお母さんも大嫌いだったし、その場にいたおじいちゃんおばあちゃんたちも誰も助けてくれないし、私って生きてていいのかなぁって。すごい苦しかった。

アキ　……。

ユウ　でもこんなことがあるのはきっと自分の家だけ。友だちの話とか聞いててもそんな話誰もしてないし、言っちゃいけないんだろうなって思ってた。自分がいい子でいればいつかこの家から抜け出せる、だから誰にも知られないようにがまんして勉強を頑張った。勉強も本当は好きじゃないんだけど、いい子でいなきゃいけなかった。でもいい子って疲れるから……。

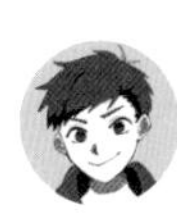

サトル　ここでこうやって話してると、いい子から解放されるというか、少しは楽になったりする？

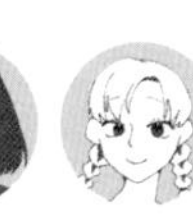

ユウ　うん。楽になるときもあるし、他の人の話聞きながら悲しくなるときもあるよ。

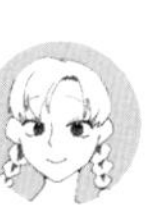
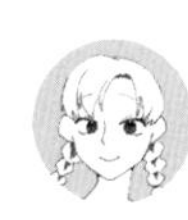

アキ　私も今、ユウさんの話を聞いてて悲しくなった。

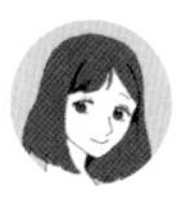

ユウ　でも、どこでも話せなかった話をここではできるから、やっぱり楽になるかな。他の人も同じだなって思うこともあるし、頑張ってるのは自分一人じゃないなって。

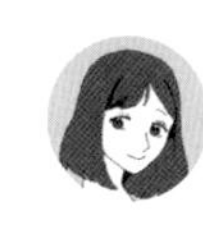

あかね　本当にそうだよね。一人じゃないことに救われる。私の父もお酒の問題がすごかったんだよ。パチンコにも多額のお金を使って、母と父が大げんかしてる光景は、今でも忘れられない。だからユウさんの気持ち、よくわかるんだ。とにかく怖かったよ。「お願いだから仲直りして」って、泣きながら頼んだこともあったなぁ……。

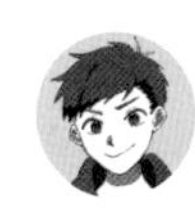

サトル　あかねさんのお父さんは、パチンコもやってたんだ。アルコール依存症で、ギャンブル依存症だったのかな。

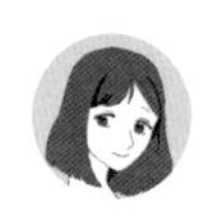

あかね　うん、そうだと思う。パチンコは私が小さいときにやめたけど、お酒はずっとやめられてなかった。母はギャンブル依存症の夫を持つ妻の立場として、毎週金曜日、同じ悩みを抱える仲間たちが集う自助グループに通ってたんだけど。金曜日、家には私と、お酒を飲む父が残って……。「俺に反抗するなら出ていけ！」って、真冬に裸で外に出されたり、暗い部屋に閉じ込められて「俺の金でお前らを住まわせてやってるんだ！」って怒鳴られたりして、母がギャンブル依存症の妻の立場の自助グループに通ってる時間が、私の恐怖そのものだった。

母には「助けて」ってSOSを出したんだけど、母は「大丈夫だから」としか言ってくれなくて。目先のことでいっぱいいっぱいだったのかもしれないし、母も大変だったんだと思うけど、それでも私は助けてほしかったんだよね。自分だけ自助グループに通ってよくなろうとするんじゃなくて、私のことも考えてほしかったし、とにかく安全なところに連れて行ってほしかった。父の顔色をうかがいながらの生活はつらかったよ。アルコールに関しての父と母を、私は許さない。どれだけ謝られても絶対に。

アキ　そっか……。私、お母さんやお父さんのことを「許さない」ってなるまで怒るのって、なんとなくいけないことなのかなって思ってた。でも、あかねさんの話を聞いて、あかねさんが許したくない気持ちを大事にしたいなって思ったし、私ももしかしたら、お母さんとお父さんに怒ってる部分があるかもって……。私のお父さんもギャンブルしてるんだけど、お母さんは「家のお金がなくなったから」って、私が通ってた塾をやめさせたんだ。そのときに私、私がバカだから、勉強できないから、だから塾に行かせてもらえないんだって思っちゃって……。

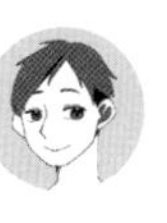

たいせい　えー！　ひどい！

ユウ　ひどいね……。

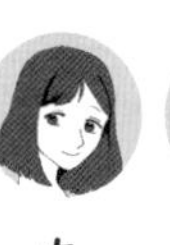

あかね　それわかる。私も塾じゃないけど、好きだった習いごとやめさせられた。アキさんのせいじゃないよ。

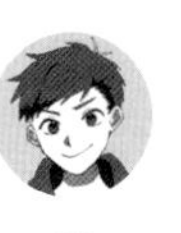

サトル　ギャンブル依存症の親を持つ子どももあるあるなんだね……。

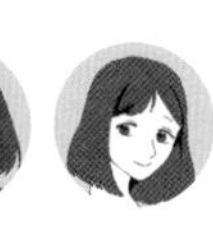

あかね　うん、あるあるかも。お年玉使われたりもしたよ。

アキ　やっぱり!?　この前、田中さんに教えてもらったことを思い出して自分の貯金箱を確かめてみたら、一生懸命貯めてたお小遣いが、全部なくなってたんだ。

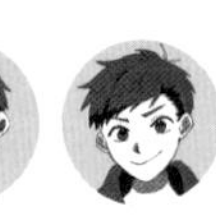

サトル　えーっ!?

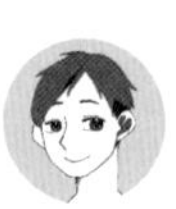

たいせい　僕もお年玉とかお小遣い、使われた！　僕の父親は薬物を使ってたんだけど、「預かっておくよ」って言われたお年玉が、薬物を買うために使われてたって最近知った。僕もずっと親への怒りを抑え込んでたから、アキさんの気持ち、よくわかるなぁ。

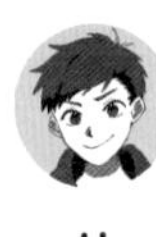

サトル　たいせいくんのお父さんは薬物を使ってたんだね。

たいせい　うん。依存症だったかどうかはわからないけどね。もう連絡も取ってないから。

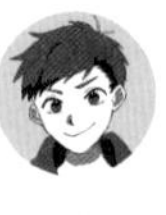

サトル　親子なのに？

ユウ　親子だとしても、自分を傷つけてくるような相手とは関わらないっていう選択もありだよ。

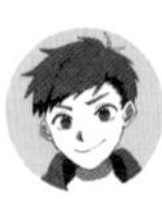

サトル　そ、そうなのか……。

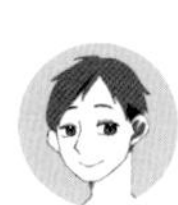

たいせい　もちろん状況にもよるし、人によっていろんな考えがあると思うけどね。僕は父親の顔も見たくないほど大嫌いだし、今も恨んでる。だから連絡も取りたくないんだ。

中学受験のとき、父親から厳しく叩かれながら勉強頑張ってたんだけどさ。親が作成したテストで高い点数が取れなければご飯がもらえなくて、少しでも休もうと思えば棒で叩かれたんだよ。だからずっと寝ないで勉強を頑張ってたんだけど、ある日、気を失うようにリビングで寝ちゃって……。そのときに、父親が僕に、謎の薬をくれたんだ。それを飲んだら、呂律が回らなくなって、ふわふわして。その感覚がすごく楽で、忘れられなくなった。それから父親の薬置き場を突き止めて、夜な夜な盗んで飲むようになっていったんだ。そうすれば勉強しなくていいって思った。だって父親がくれた薬だし。父親も使って休んでたから。

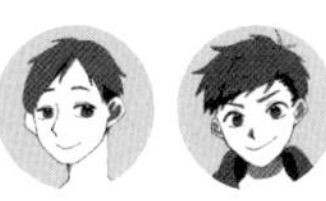

サトル　そっか……。

たいせい　学校から家に帰るとね、父親が僕のことを認識しないことがよくあったんだ。テーブルに置かれた薬の残骸とか、酒の匂いとかはよく覚えてる。大量の薬を、酒で流し込んで飲んだに違いないんだ。

僕さ、父親から薬なんかもらいたくなかったよ。そんなんじゃなくて、父親の優しさがほしかった。あんな風に勉強したくなかったし、休みの日は遊びに行ったりしたかった。

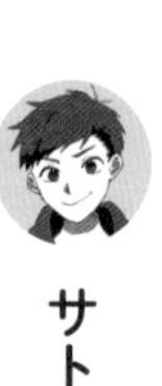

サトル　（あれ、それ、すごくわかる……。僕も同じ気持ちだ……）

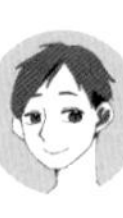

たいせい　今はもう、寮がある高校に入っちゃったから、物理的に父親と離れることもできて落ち着いたけどね。僕自身も薬を飲まずに過ごせてる。

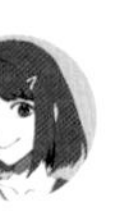

アキ　たいせいくんは依存症ではないの？

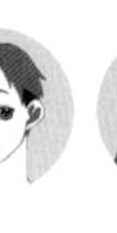
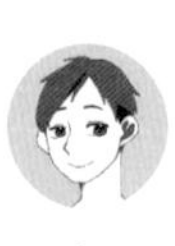

たいせい　病院行ってないからわかんない。でも、今は薬を飲みたいって思わないよ。父親と離れたからかな。

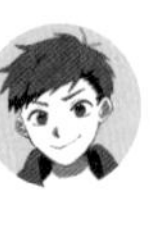

サトル　……あの、僕も話してみていいかな。うまくしゃべれるかわからないけど……。

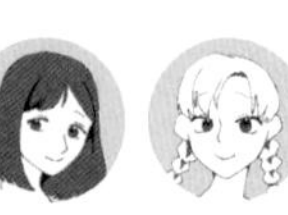

ユウ　もちろん！　聞かせて。

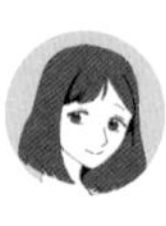

あかね　上手に話そうとしなくても大丈夫。どんなサトルくんの気持ちも聞きたいよ。

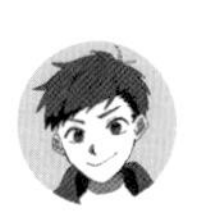

サトル　ありがとう……！　――実は、僕のお父さんはお酒をたくさん飲んでるんだ。お母さんはダイエットしたいのかよくわからないけど、怪しいサプリ……薬をたくさん飲んでて、全然ご飯を食べてくれない。最近はけんかばかりしていてね、僕はいつも二人のけんかを止めたくて笑わせようとしてみるんだけど、「ふざけるな」って怒られちゃう。「大人の問題に子どもが口を挟むな」って。

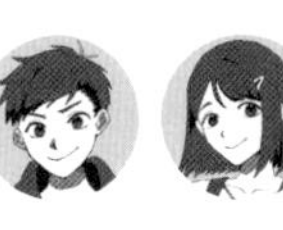

アキ　（！　そうだったんだ……）

サトル　僕、お父さんにはお酒をやめてほしいし、お母さんには薬をやめてほしい。でもどうしたらやめてくれるのかわかんない。僕もう、お父さんにお酒のツマミ用意してあげるのも疲れたよ。寝込んでるお母さんを気にするのも、代わりに家事をやるのも、僕、全部疲れた。

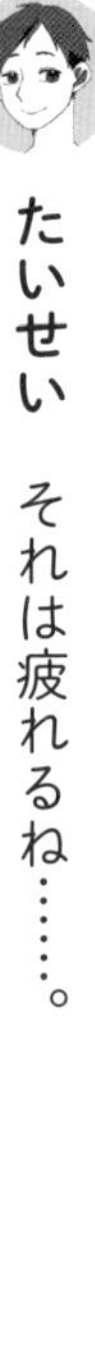

たいせい　それは疲れるね……。

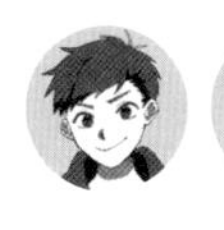

サトル　それでさ、僕、いろんな人から教えてもらいながら、お母さんにもお父さんにも心の傷があって、アルコールや薬物に頼ってるのかもしれないってことはわかったんだ。それが病気だってことも。僕のことを傷つけたいからわざわざそういう風にしてる

んじゃないってことも、頭では理解できたんだ。でも、気持ちが全然、そう思ってくれない。僕はお母さんにもお父さんにもいいように使われてて、愛されてない。いらない子なんじゃないかって。そう思っちゃうんだ……！　うっ、ううぅ……。

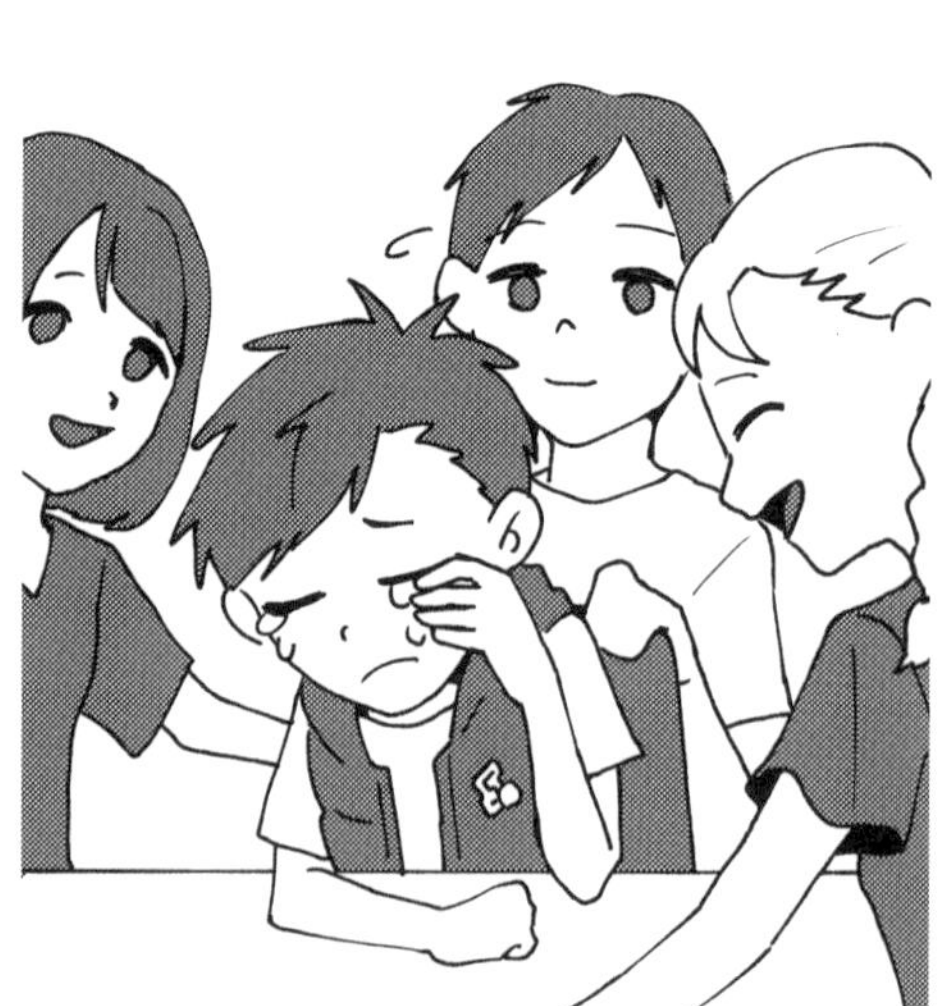

Q私のクラスにも、依存症の親を持つ子がいるのかな？

A いるかもしれませんね。たとえば——、自分の身体と心の性別が一致していない人たちや、同性を好きになる人たちを総称して「セクシュアルマイノリティ」と呼びますが、このセクシュアルマイノリティの人たちは、1クラスに2人〜3人はいると言われています。その子が隠しておきたいことや、まだ自覚していないことも含めて、周りに伝えていないことは、傍目にはわからないものです。だから依存症の子も、依存症の親がいて困っている子もいるかもしれないし、依存症じゃない別の病気や障害のある子もいる可能性は、当然あります。

こうした想像力を持って人と接するときには、「トラウマ・インフォームド・ケア」という枠組みの視点が役に立ちます。トラウマ・インフォームド・ケアとは、心の痛みについての正しい知識を持って、「もしかしたら相手が痛みを抱えているのかも」と背景を想像する、そんな関わりです。

たとえば、授業中に走り回ったり、忘れ物ばっかりしていたり、宿題をまったくやってこない同級生はいませんか？こうした子たちは、大人から怒られがちです。でも、もしかしたら、授業中に走り回ってしまったり、落ち着けなかったり、どうしても忘れ物ばかりしてしまうような理由が、その子にはあるのかもしれません。発達障害という脳の仕組みによるものなのかもしれないし、もしかしたら、家に帰ると親の世話をしなければならず、持ち物を見直す余裕も、宿題をやってくる時間も、まったくないのかもしれないのです。

この視点を持たないまま大人になっている人はものすごく多いです。どうかみなさんは、わかりやすい印象だけで人を判断するのではなく、心の痛みに関する知識とたくさんの想像力を持って、自分以外の人たちの背景に想いを巡らせてみてください。

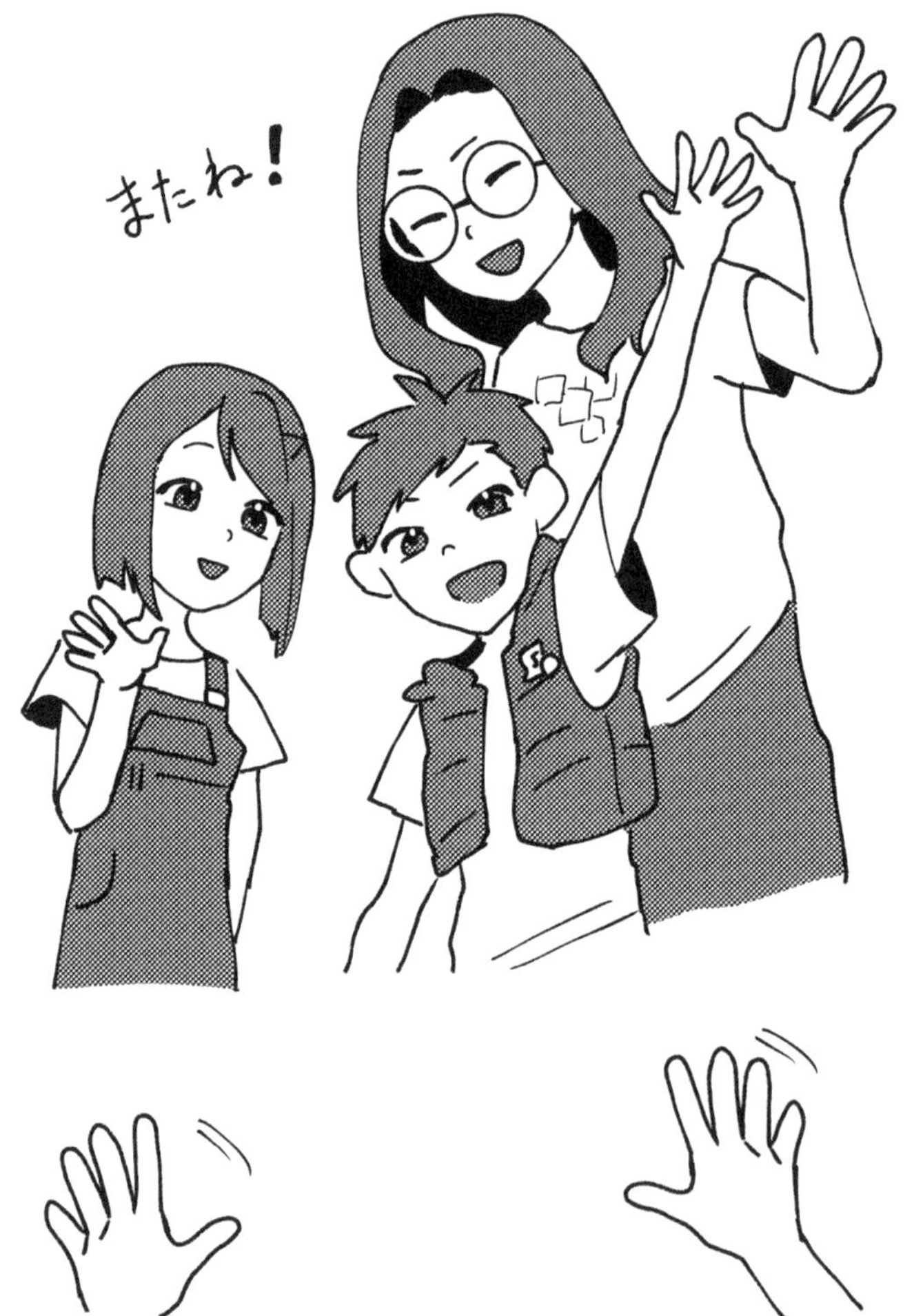
またね！

心のうちを誰かに話す

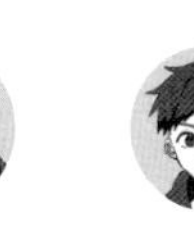

サトル　僕、お母さんとお父さんの依存症に振り回されて、すごく心を痛めてたみたい。そのことに気づいて、一気に涙が止まらなくなっちゃったよ。

風間　そっか。つらかったねサトルくん……。でも話せたんだ。自分の気持ちを話すって、はじめはすごく勇気がいることだと思う。本当におつかれさま。

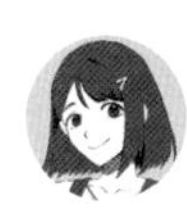

アキ　私、学校ではいつも明るくて、クラスの中心だったサトルくんが、そんな風に悩んでるなんて思いもしなかった。ずっと気づけなくてごめんね。

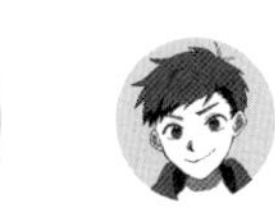

サトル　ううん。僕も、アキちゃんが親のギャンブルで困っているって知ったときはとても驚いた。そんな風に見えなかったから。お互いさまだから謝らないで。ありがとう。

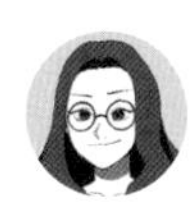

風間　そうだよね。きっと二人ともが、そんな風に見られないようにしてたのかもしれないしね。でもそうやって、そんな風に見えない人たちが、実はものすごく大変な状況に置かれていたりすることは少なくない。むしろ、私たちが思っているよりもずっとた

くさん、本当は困っているけど言えない、そう見られないように頑張ってふるまっている人っていうのが、存在するんじゃないかな。見えてることだけが全部じゃない、むしろほんの一部なんだよね。

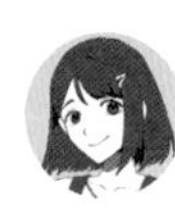

アキ　自助グループに参加して、みんながそういう困りごとがあったり、苦労してきた人たちに見えたかって言ったら、見えなかったし……。それぞれがいろんな痛みを抱えながら、なんとか生きてきてるんだよね。そういうことも、自助グループを通して学べた気がする。

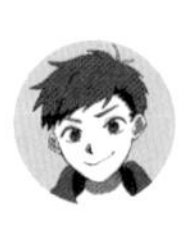

サトル　僕は、同じように親の問題で苦しんでいる仲間たちに勇気づけられて、自分の痛みに気づけたんだ。松本先生が言ってた、仲間とのつながりが大事だってことがよくわかった。でもさ、僕、それで別の不安が浮かんできちゃった。僕に心の痛みがあるってことは、僕も依存症になる可能性が高いってことじゃないの？

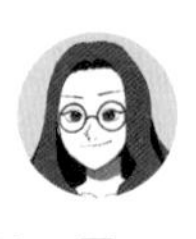

風間　わお、鋭いなサトルくん。確かにそうかもしれないよね。でも、がまんし続けたり、助けを求められなかったりするってことから人は依存していくから。そういう仕組みを知っておいて、心のうちを誰かに話すっていうことを子どもの頃から練習する、コミュニケーション能力とか話す能力っていうのを子どもの頃から養っていくってことが、

何より依存症の予防になると思うよ。

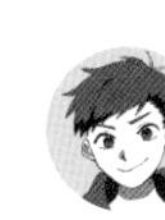

サトル　なんかさ、心のうちを話すのってすごくむずかしくない？　自助グループでは勢いで話せちゃったし、話しても大丈夫そうだなって安心感があったけど、普段はそうもいかないじゃん。学校の先生とかにはどうせ言ってもわかってもらえないだろうし。

アキ　私も、大人には相談しづらい気持ちがあります。かといって友だちに話したりしても嫌われるんじゃないかって不安だし。そのために自助グループがあるんだと思うけど、自助グループのミーティングだって、毎日いつでもやってるわけじゃないですよね。今つらいんだ！　ってときに頼れないのは、ちょっとしんどいかも。

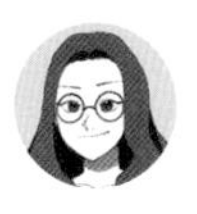

風間　まぁわかる。しんどいよね。実はね、散々すすめておいてアレなんだけど……私もまさにそういう理由とかで、自助グループにずっと通い続けることができなかったんだ。その代わり別のコミュニティに身を置きながら回復していったんだけどね。
自助グループはそういう別のコミュニティを探す手間もかからないし、ルールやシステムが安全なものだから、つながりやすいし安心して仲間を見つけやすいメリットがある。だから私も絶対におすすめしたいんだけどね。実際サトルくんは安心感を得られたわけだし。

でも私には向いてなかった。自助グループに行こうと思ったときには布団を出るのもつらいみたいな感じになっちゃったりしてさぁ。今やってなかったら意味ないじゃん！　今なんだよ今！　っていう（笑）　やっぱり人には合う合わないがあるからね。きっと私の他にも、そういう子はいるよなぁ。

アキ　もしかしたら私はそういうタイプかもしれません。自助グループは素敵な場所だと思ったし、これからもできるだけ通ってみたいと思うけど……。

サトル　アルコール依存症のジュンさん（94ページ）も、通いはじめた最初は信用できなくて暴言を吐いたりしちゃったって言ってたよね。その話を聞いていて、とにかく通い続けてるうちに信頼できるようになっていくんじゃないかなって思ったよ。

アキ　うん、それはすごく伝わってきた。でも、行く直前になってしんどくなったりして、涙が止まらなかったりしたら、歩いて会場まで行くのも大変そうで。通いたい気持ちはあっても、這ってでも行く！　みたいな生活を続けるっていうのが、なんだか大変すぎるんじゃないかなって思ってしまったの……。

風間　わかる。そうなんだよね。自助グループに通って回復してきた仲間たちのほとんどはそういう困難も乗り越えながらやってきたんだと思うし、マジですごいなと思うんだけど……、正直、私にはとてもできる気がしない。マジでさ、毎日クタクタなんだもん。化粧もしたくないし、服も着替えたくないし、家の外に出て電車に乗って自助グループの会場に行くとか考えると、想像だけでグッタリしちゃう。私には無理だなって思った。

だからね、私はインターネット上で仲間を見つけて、顔の見えない相手と一緒にいろんなことを分かち合ってきたんだ。趣味の話も、依存症からの回復もね。

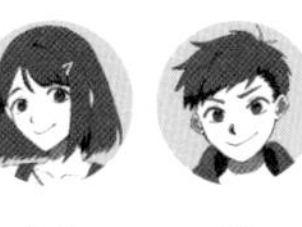

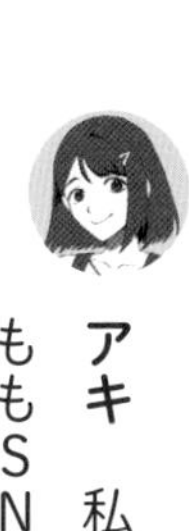

サトル　ネットかぁ！　ＳＮＳとかかな？

アキ　私も風間さんと最初につながったのってＳＮＳだったかも。そうだ、私たち子どももＳＮＳで愚痴ったり、仲間を求めるっていうのはダメなんですか？

風間　いや、全然ダメじゃないと思うし、多くの子たちがそうやって工夫しながら毎日を乗り越えてると思うよ。大人たちが思ってる以上に、子ども・若者の間でＳＮＳは活用されてる。そのおかげで別の学校や、違う地域に住んでる同じ立場の子と意見交換できたり、趣味の話で盛り上がって楽しみを見つけ出したりもしてると思うしね。

それに、リアルで会わないってことがむしろ最高に安心だったりもするじゃん。自分の顔も名前も知られないからこそ、不安が少なくなるみたいな。そういうのを「匿名性が高い」って言うんだけど、やっぱり匿名性が高いからこそ言いやすくなったりすることって多いと思う。

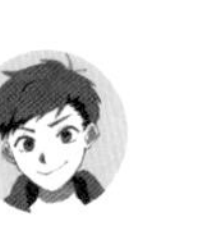

アキ　確かに、安心できる部分は大きいかもです。めっちゃ気軽っていうか、返したくないときはスルーすればいいっていうか……。

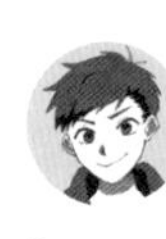

サトル　なるほどなぁ。僕はＳＮＳはやってなくて、メッセージアプリのクラスグループとかに入ってるんだけど……。スルーするとハブられちゃうような気がして、なかなかスルーできないんだよね。

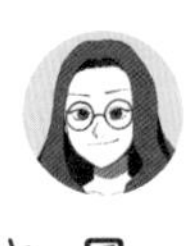

風間　めっちゃわかる～！　既読つけると返事しなきゃいけない感じするからめんどくさいんだけど、どのみち既読の数でバレるしね。かといってグループ抜けるとそれはそれでいろいろ言われたりしたらダルいし。その点はＳＮＳのＤＭとか「いいね」も同じだよね。次の日会ったときのことを考えて、既読の意味で付き合いの「いいね」つけとくか、みたいな。リアルの友だちとつながってると、そういうのがめんどくさい。
私はね、リアルとネットを完全に切り分けて、リアルの友だちとはつながらないアカウントを持ってるんだ。その人の立場とか年齢とかは一切無関係で、趣味とか共通の話題

だけで他者とつながれるアカウント。そこから仲良くなった友だちと一緒に遊び続けてたら、いろんな人たちが芋づる式につながってきてくれて、唯一無二のコミュニティと、かけがえのない仲間たちもできた。お互いに顔も本名も住所も何も知らないけど、子どもから大人まで、みんなで毎日ワイワイやってるよ。リアルとはまったく別の居場所って感じかな。反応できなくても誰も文句言わないし、集まりたいときに集まって、気楽にゆるくつながるって感じ。

サトル　楽しそう！

風間　楽しいよ～！　仕事中とかも通話つなぎっぱなしで、それぞれ作業したり、ゲームしたりしてる。私にとっては最高の居場所って感じ。

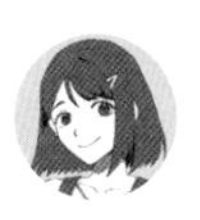

アキ　確かにそれは自分の話をあんまりしなくてもいいわけだから、めちゃくちゃ安心できそうですね……！　でも、相手がどんな人なのかわからなさすぎて、それはそれで不安もあったりしそう。

風間　そうだよね。匿名性が高いからこそ言いたくないことは言わなくていいし、自分のことを何もさらさなくて済むんだけど――、一方で相手も同じ条件下で名前や顔を隠

しているわけだから、もしかしたら危ない事件に巻き込まれてしまうかもしれないわけだ。そういうリスクも大きいのがＳＮＳの特徴だよね。
私は物心ついた頃から「インターネットで友だちをつくる」ことが当たり前の世代だから抵抗なく今も使ってるけど、私より上の世代の人たちはそういう生活を送ってきてないからこそ、そうしたネットの危険な側面にばかり注目しやすかったりもする。だから、子ども・若者がＳＮＳを利用することに厳しい大人も多いんだ。でも正直さ、今の10代～20代の若者の間なんかでは特に、メールや電話なんかも一切使わないで、ＳＮＳのリアルタイム投稿で連絡を取り合うくらいにＳＮＳが利用されてるからさ。あって当たり前の時代なんだよね。だったら、いったいどうしたら危険から身を守れるのか？　ってことを子どもの頃から覚えていって、なるべく安全にネットを利用できるようにしておいたほうが、ずっといいと私は思うんだ。

アキ　なるほど。危険だから絶対にやらない！　じゃなくて、その危険から身を守れるように知識を身につけておく、ってことですね。

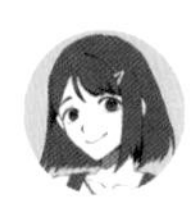

風間　まさに！　それこそ依存症予防とまったく同じ考え方かもしれない。依存症は大変な病気だから、依存症にならないように、酒にも薬にもギャンブルにもゲームにも絶対に手を出さないぞ！　な～んて今は思っていても、いつどこでどんな風に巻き込まれ

たり、どんな風に手を伸ばしたくなるかは誰にもわからないわけだから。酒や薬、ギャンブルを社会から完全に排除するというのも、非現実的なことだしね。だったら、それらがある世界でどうやって身を守っていくか。それを真剣に考えていくことが大事なんじゃないかな。

サトル　そっか、確かに！　風間さんはさっき、子どものうちから気持ちを誰かに話したり、コミュニケーション能力を養っていくことが依存症の予防になるって言ってたよね。それと同じで、危険を予防するときも、そういう能力を養っていくことが大事になるんだ。

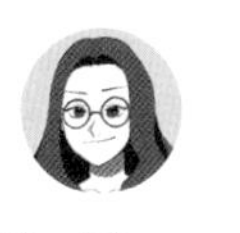

風間　そうそう。やっぱり、ＳＮＳとかネットっていい面もたくさんあるんだけど、子どもの弱みにつけ込むような事件が起きることもあるし、知らず知らずのうちに、自分が犯罪行為に加担してしまっていることもあるんだよね。知識があればそういう事態に直面する可能性を下げられるけど、何も知らないままだと、やっぱり危ないからさ。そのあたりも依存症予防とちょっと似てるかも。

あのね、そういうネットやＳＮＳを使うときに必要になる知識のことは、「ネットリテ

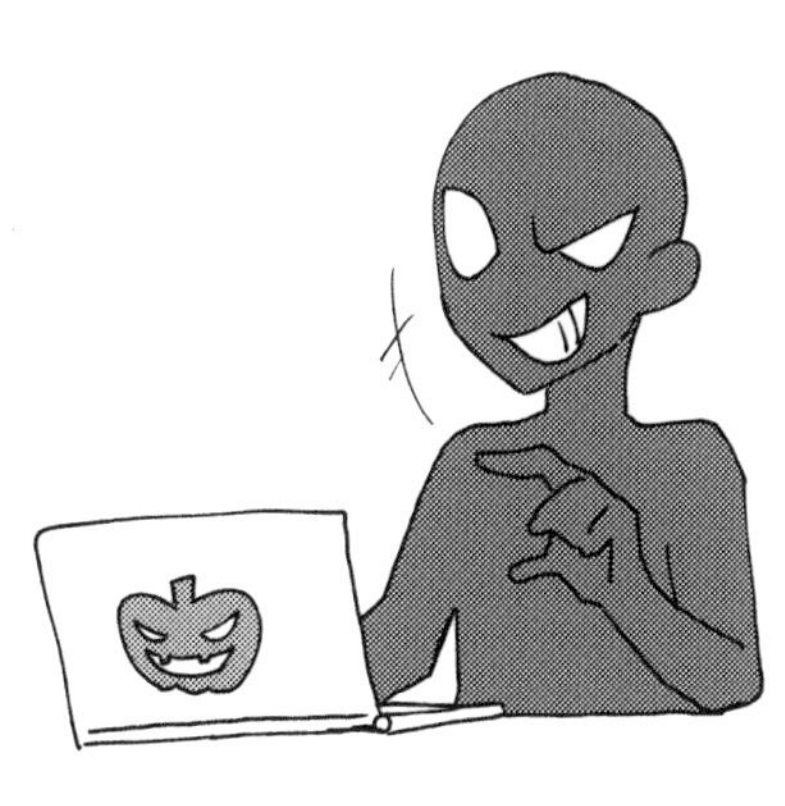

ラシー」っていうんだ。SNSで仲間を見つけるという方法を選ぶのであれば、最低限覚えておいてほしいし、身につけてほしいのが、このネットリテラシーだよ。

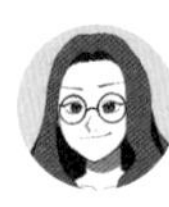

風間　あとね、これは個人的に思う要注意ポイントだけど、自分とのやり取りを秘密にさせようとしてくる相手にはマジで気をつけて。そういう相手と遭遇したらブロックして逃げてほしい。犯罪や事件に巻き込まれる可能性がとても高いから。

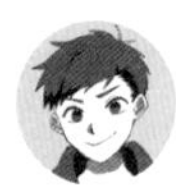

サトル　わかった、気をつける……！

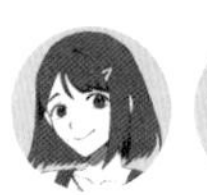

アキ　ネット上に安全な自助グループがあれば一番いいんですけどね。

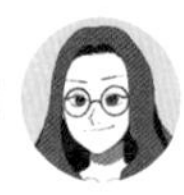

風間　あるよ。

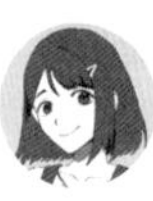

アキ　本当ですか!?

■基本のネットリテラシー

- 自分の本名や住所、通学先などの個人情報は相手に教えない
- 相手のアイコンやプロフィールは必ずしも信頼できない
- 送られてきたDMのリンク、URLには基本的にアクセスしない
- リアルで会うのはトラブルや危険のもとになる
- SNSは世界中の人が見ている公共の場だということを忘れずに
- 部屋の写真などを含め、自宅周辺や学校などが特定される可能性のある写真をアップしない
  ※自撮りや他撮りの場合でも、画像を拡大すると眼球に情報が映り込んでいることもある！
- 一見すると匿名性が高いように見えても、ネットのどこかに必ず記録が残っている
  ※誹謗中傷等のトラブルが起きた場合、本名の公開や慰謝料の請求をされることも！
- 鍵アカでもフォロワーがスクショすれば拡散してしまう。一度広まれば消すことは不可能！

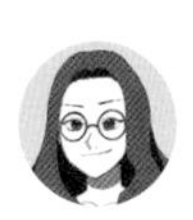

風間　うん。私もネット上の自助グループなら参加できそうだなと思って、最近は顔も名前も出さず、お布団に寝っ転がりながら参加してるよ（笑）
私たちの仲間がやってる自助グループもあるし、今は検索すればどんな自助グループも大量に出てくるから、選択肢もかなり多いと思うよ。でも、その自助グループごとにルールが違ったりするし、どこまでいってもネット上だからさ。やっぱり危険はけっしてゼロじゃない。自助グループだから大丈夫だって過信せずに、しっかりネットリテラシーを持ってアクセスしてね（227ページ）。

共依存という厄介な心理

アキ　風間さん。私の親の場合、サトルくんのお父さんやお母さんとはちょっと違って、お父さんがギャンブルに依存しているけど、お母さんは依存症っぽい感じじゃないから、お母さんがちゃんとしてくれないのがすごくモヤモヤしてるんです。お父さんは病気だから仕方ないのかもしれないけど、お母さんはそうじゃないでしょう？

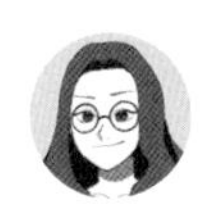

風間　そうだねえ。確かに依存症かと言われたら、そうではない感じがするけど……。
でも、依存症の人と一緒に暮らす家族って、それだけでものすごく大変な思いをすることになるから。お母さんもものすごく大変なんだろうとは思うよ。

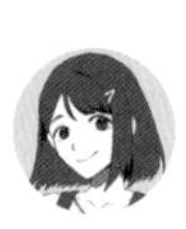
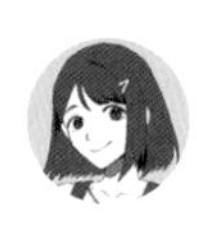

アキ　でも、なんか納得いかないんです。お母さんがもう少しちゃんとしてくれたらいいだけじゃんって思っちゃって。

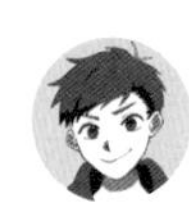

サトル　僕も話を聞いていて、アキちゃんのお母さんが、アキちゃんのお父さんを病院に連れて行ったり、支援につなげてあげたりして、アキちゃんのこと守ってあげてほしいなって思っちゃうよ。それもしないで、お金までとるなんて……。

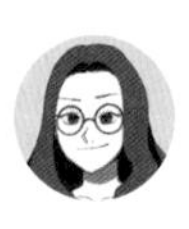

風間　まぁそうだよねぇ。そう思う気持ちもよくわかる。病気じゃないんだから頑張ってくれよって感じするよね。しかもアキちゃんみたいにお金とられるとか最悪すぎだし。でもさ、たぶんそうもいかない背景があったりするんだと思うんだ。それこそ、病気じゃないにせよ、心の痛みによって余裕がなくなってしまっていたりするのかもしれないから。
ギャンブル依存症の本人と、その家族に関する問題はね、アキちゃんにつなげた田中紀子さんがものすごく詳しいの。私だとうまく答えられる自信がないから、田中さんのところまで相談に行ってみようか。

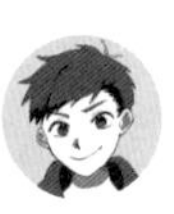

サトル　アキちゃん、僕も知りたい。嫌じゃなければ、一緒に行っていいかな？

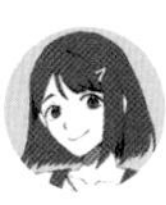

アキ　うん、サトルくんが一緒に来てくれたら心強いよ。

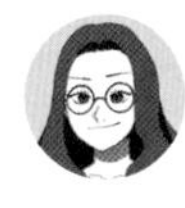

風間　よっしゃ、じゃあ田中さんの事務所まで行ってみよう！

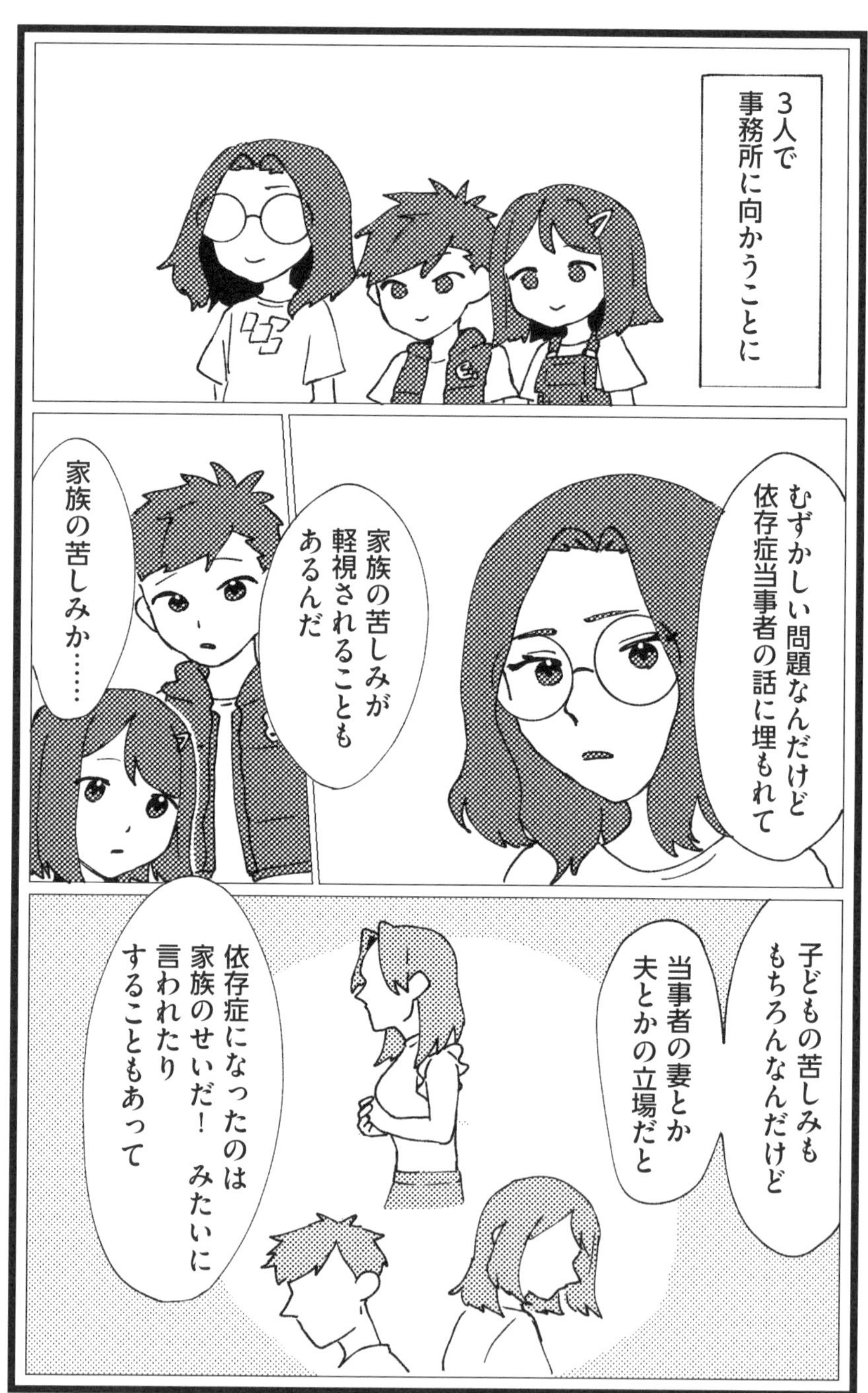
3人で
事務所に向かうことに
むずかしい問題なんだけど
依存症当事者の話に埋もれて
家族の苦しみが
軽視されることも
あるんだ
家族の苦しみか……
子どもの苦しみも
もちろんなんだけど
当事者の妻とか
夫とかの立場だと
依存症になったのは
家族のせいだ！　みたいに
言われたり
することもあって

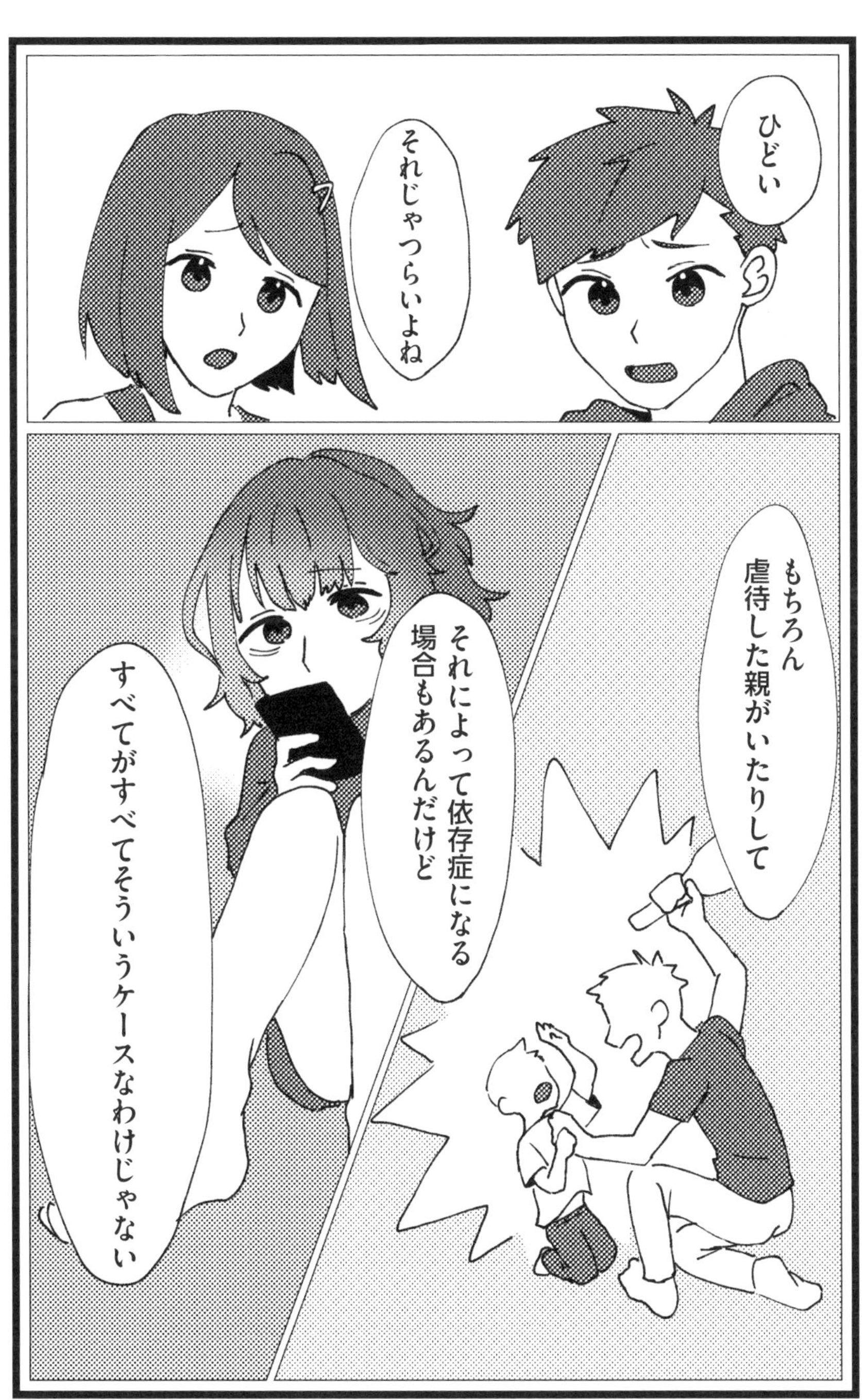
ひどい
それじゃつらいよね
もちろん
虐待した親がいたりして
それによって依存症になる
場合もあるんだけど
すべてがすべてそういうケースなわけじゃない

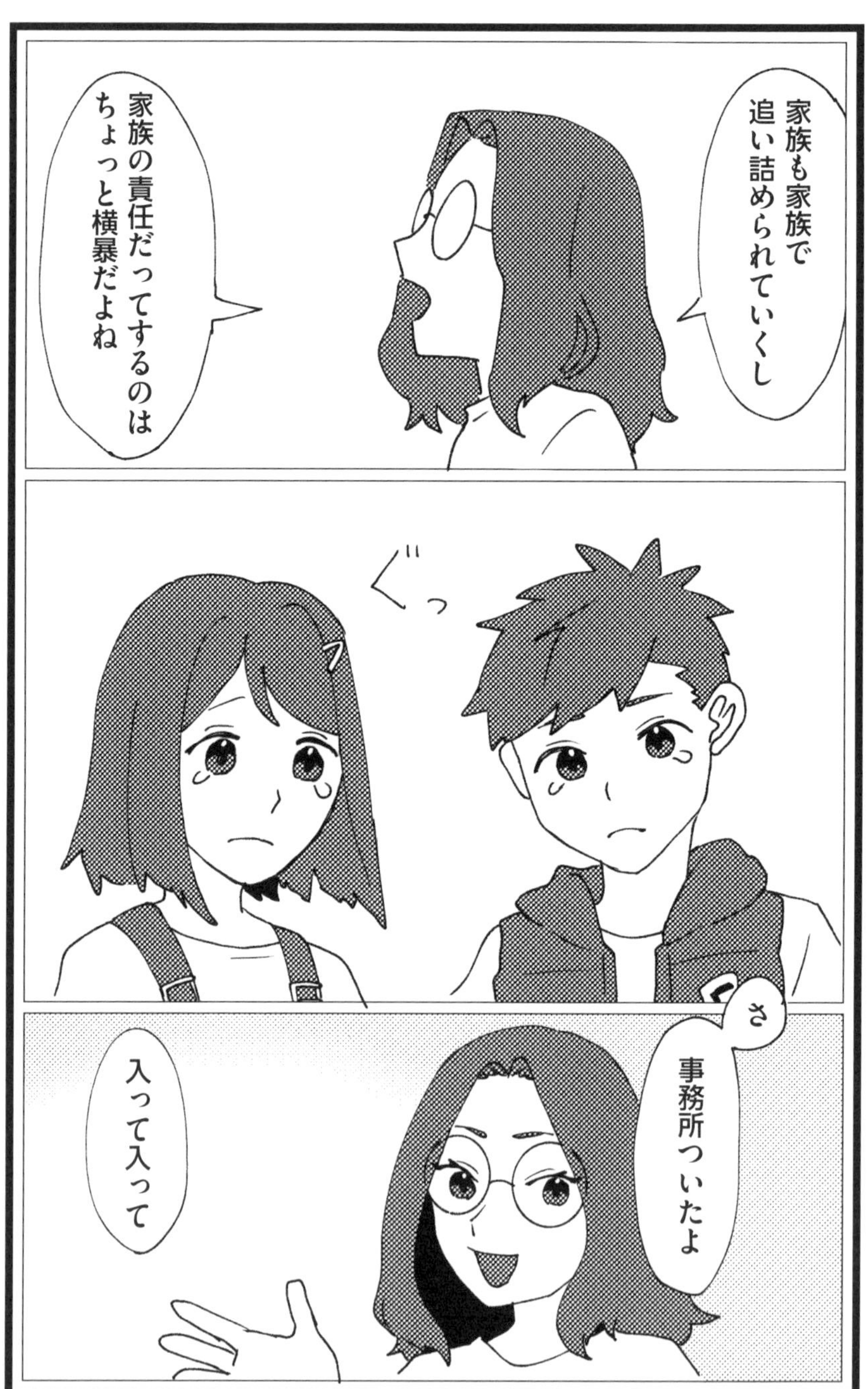
家族も家族で
追い詰められていくし
家族の責任だってするのは
ちょっと横暴だよね
ぐっ
さ
事務所ついたよ
入って入って

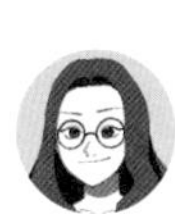

風間　田中さん、こんにちは！　今日は二人を連れて遊びにきました！　田中さんから共依存の話を教えてもらいたくて。

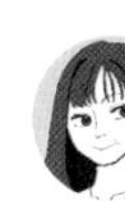

田中さん　いらっしゃーい！　アキちゃん久しぶり。サトルくんははじめましてだよね。こんにちは。

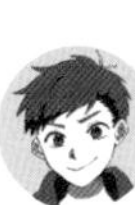

サトル　はじめまして！　今日はアキちゃんのお母さんについて気になることがあって来たんだ。

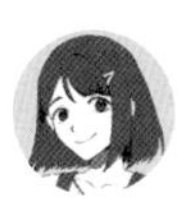

アキ　サトルくんありがとう。田中さん、私、お母さんが依存症じゃないのに、お父さんのことを支援につなげなかったり、問題を隠そうとしたりしていることがモヤモヤしていて。どうしてそういうことになっちゃうのか、病気じゃないんだからちゃんとしてほしいなって思ってて。

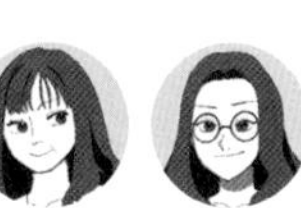

風間　その話なら田中さんしかいないっしょ！　ってことで、二人を連れてきました。

田中さん　なるほどね！　そっかぁ……。私はギャンブル依存症のお父さんと、共依存のお母さんの間で苦しんでるアキちゃんみたいな子ども、たくさん見てきたよ。

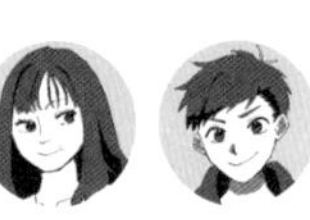

サトル　共依存？

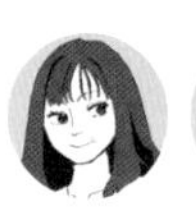

田中さん　うん。たとえば、お父さんがギャンブルで莫大な借金をつくってきたとするでしょ。そしたら共依存のお母さんは、家にあった大事なものとかを売ったりしながら、その借金を一緒に返そうと頑張ったりするのよ。そして、莫大な借金をつくるほどギャンブルにのめり込んでしまった問題からは目を背けたり、隠そうとしたりする。

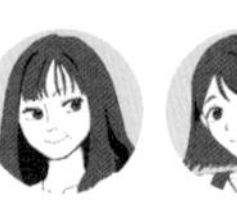

アキ　私のお母さんみたい……！

田中さん　そういう立場の人たちを、私はギャン妻（ギャンブル依存症の夫を持つ妻）って呼んでいます。ギャン妻は、夫にとって必要な存在、認めてもらえる存在になりたいと思っていて、夫が一番困っているに違いない借金を一生懸命返していく。これは、依存症患者に依存している【共依存】という状況なの。とっても不健康な人間関係の一種。
共依存になっちゃうのは、ギャンブル依存症の家族でも、アルコール依存症の家族でも、買い物依存症の家族でも、どんな依存症の家族でも起こることなんだけどね。それこそがギャンブル依存症のむずかしいポイントだなって感じる。

問題を隠してしまう家庭

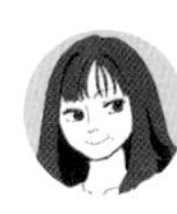

田中さん　子どものものもみんな売り払われちゃったりするからね。いくつもそんなケースを見てきたよ。あと、年収はすごく高くて会社にもビシッとスーツで行ってて持ち家も車もあるんだけど、子どもにはお金かけてくれない家庭がギャンブル依存症にはある。一見普通なのに、「あんた勉強しないから塾やめなさい」っていきなり言い出すの。そういうギャンブルの問題があるってことを隠すために、勉強しない子どもの問題にすりかえて「やっても効果がないから塾をやめさせるんだ」と口実にしちゃうのよ。

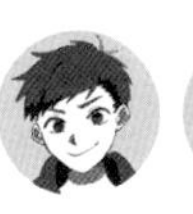

アキ　私だ……!!　まさにそういう感じで塾をやめさせられました。

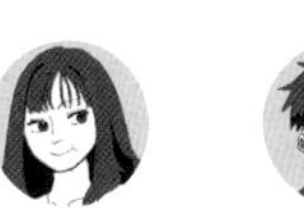

サトル　それって、もし親がギャンブルやってるって知らなかったら、子どもはただつらいだけじゃん。自分が悪いんだって思い込んじゃうんじゃないの!?

田中さん　そう。それでいて、ギャン妻の人たちはみんな「子どもに夫のギャンブルの話はしていません」とか「わからないようにしてきました」とか言うわけ。これも共依存の特徴。共依存の妻たちは子どもにギャンブルのことを一言も言ってない、隠すことが当然だと思っている。すごくしっかりしているように見えるんだけど、なんかいつもイライラしている。「塾通っても成果が出ないから」とか言いつつ、本当はお金がないからやめさせてるわけ。それでいて自分はすごくいい母だと思っているんだよね。

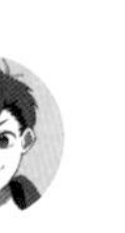

アキ　ということは、わかりやすい依存症の問題は見えなくても、そういう共依存の問題がある親だと、子どもは傷ついちゃうってことですね。

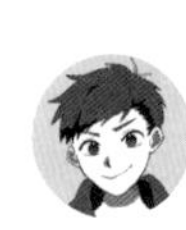

サトル　でもさ、どうして共依存のお母さんは、問題を隠そうとするの？　塾をやめなきゃいけない本当の理由、お父さんのギャンブル依存症の話とかを言ってくれれば、子どもだって自分を責めなくて済むのに。

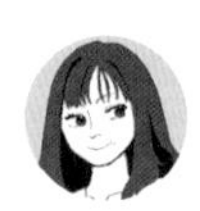

田中さん　本当にそうだよねぇ。たぶん、子どもにそういうことを言ってはいけないって思い込んでたり、子どもと話し合う習慣がないんじゃないかな。子どもにもきちんと問題を開示して、「だけどあなたのせいじゃない」「お父さんも治る方法があるから」っていう説明責任を果たすことができないのも、たぶん共依存だからなんだろうね。ギャンブル依存症の家族・友人のための自助グループに来てはじめてそういうことを子どもに話す必要があったって、わかる人が多いよ。

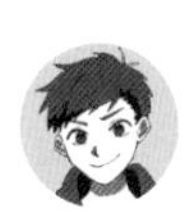

サトル　大人の問題だから子どもには話さないみたいなことか。それ僕もお父さんとお母さんに言われたなぁ。子どもには関係ないって。

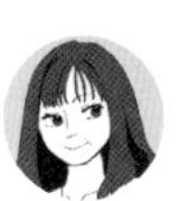

田中さん　そっか。やっぱり、家族の問題を家族で話し合うっていう習慣がないのもそうだけど、子どもの意見を聞くって考えが圧倒的にないよね。でも子どもはみんな、親の問題に気づいちゃってる。子どものほうが下手な大人よりよっぽど頭いいからね！（笑）　だから、言ってもらえないことで余計に傷ついたりするし、そこから引きこもりや精神疾患に近い問題が出てくることもあると思う。

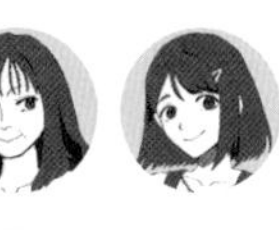

アキ　それ、すごくよくわかります……。

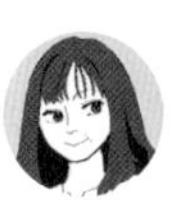

田中さん　問題をオープンにしていくことがいいことなんだっていう文化を、日本でも定着させないといけないよね。

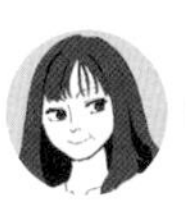

サトル　アルコールとか薬物にも、共依存ってあるんだよね？

田中さん　もちろん。ねぇ、風間ちゃん。

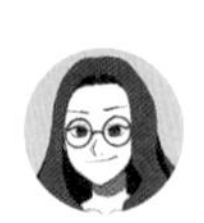

風間　ありますよねぇ。お酒で酔い潰れてしまった依存症者が朝になって仕事に行けないときに代理で職場に電話したり、後片付けを全部代わりにやってあげたり……。献身的にお世話をするいいパートナーのように見えるかもしれないけど、実は、本人の問題をかえって助長してしまっていることが多いかな。大切なのは、相手の行為を止めはしないけど、けっして応援もしないというスタンスを貫くことだよね。

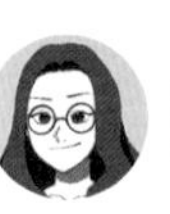

サトル　止めちゃいけないの⁉

風間　止めちゃいけない、っていうと、ちょっとキツい言い方だけど……。やっぱり、止めたくなるかもしれないけど、たとえば怒って相手を責めるように、「いい加減に飲むのをやめなさい！」とか言ったりすると、本人は自分のことを否定された、邪魔されたと感じてしまって聞く耳を持たなくなってしまったり、かえって興奮させてしまったりして、逆効果になることがほとんどだから。

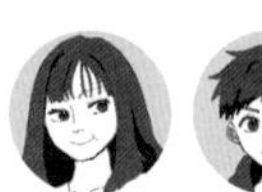

サトル　なるほど……。

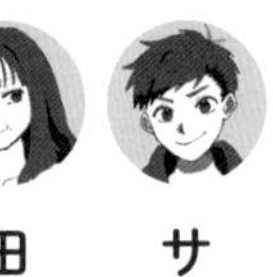

田中さん　大切な人が依存症になって、アルコールや薬物、ギャンブルなどの問題があると、相手を思いやるがあまり問題解決を助けようとしたり、フォローしたりすること

があると思うのね。さっき話してた職場への電話や片付けなんかもまさにそうだと思うんだけど。日本だと、「家族だったらフォローして当たり前」のような考えを持っている人も多いかもしれないけど、実は、問題を起こしている本人が、問題に直面する機会を奪っていることになる。そうすると、本人が自分の問題に気づくチャンスがなくなってしまって、「依存症かもしれない」と思い、医療機関につながるはじめの一歩が踏み出しづらくなっちゃうんだよね。

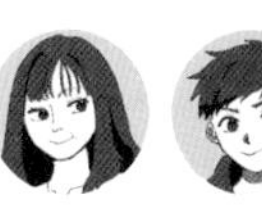

サトル　周りの人が「依存症だから病院に行こう」って言えばいいんじゃないの？

田中さん　それで行ってくれれば苦労はしないのよ！（笑）　依存症は「否認の病」とも呼ばれている。本人が依存症であることを受け入れづらい病なの。そして、周りからの指摘は、かえって本人の心の痛みを助長させて、追い詰めることにもなりかねない。だから、本人が自分で問題に直面して、気づくためのきっかけを奪わないことが、とても大事なんだよね。

ちなみに、アルコールとギャンブルでも共依存の感じが違うのよ。アルコールって、玄関で吐いた夫の片付けをしたりだとか、漏らした糞尿を片付けたりだとか――世話というより介護なの、アルコールの共依存って。放っておくわけにはいかないことばっかり起こるし、怒っても、本人は酔ってて記憶がないことがほとんどだから意味なんてないし。
でもギャンブラーって酔っ払っていないし、ちゃんと働きながらギャンブルしてたり、健康だったりする場合がほとんどだからねぇ。放っておいてもいいようなことまで世話を焼きやすくなったり、シャキッとして見えるからこそ強く怒りすぎちゃったりするのが、ギャンブル依存症の妻の特徴かも。

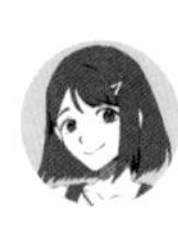

アキ　そっか……。確かに私のお母さんもそうかもしれないです。正直、お父さんがギャンブルでワーワーしてるよりも、お母さんがそういう問題を私に隠して、私のせいみたいな感じで塾をやめさせたりすることのほうが嫌だなって思ってます。

田中さん　依存症家庭の子どもと話してると、アキちゃんみたいに依存症になってる本人――たとえばお父さんのことは嫌いじゃないけど、お母さんは苦手、って話す子が多いんだよね。いつもお母さんが怒っているから、むしろお父さんがかわいそう！　って思ったりするのかもしれない。私も子どもの頃に両親を見ていてそう思ってた。お母さんいつもガミガミうるさくてお父さんかわいそうだなって。でも本当は、お母さんが弱音を吐けなかったとか、怖くて子どもに本当のことを言えなかったとか、そういうお母さん自身の不安とか怖さが根っこにあったんだと思うんだ。共依存ってね、世話を焼いてしまう行動への依存症みたいなものなの。やっぱり共依存になる人には、それはそれで心の痛みがあるんだよね。

子どもはどうしたらいいの？

サトル　なんだか僕、どうしたらいいかよくわかんなくなってきちゃった。依存症は回復できる病気だってことは十分わかったけど、でも、このままお母さんとお父さんがすんなり依存症の治療に取り組んでくれるとも思えない。治ってほしいけどさ。

アキ　私も。お父さんの依存症だけじゃなくて、共依存みたいなこともあるんだってわかったら、なんかもう本当に、子どもにはどうしようもない感じです。

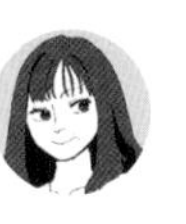
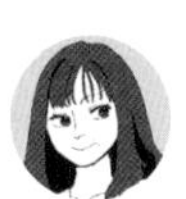

田中さん　そうねぇ。もうさ、自分で人生を切り拓いていくってことを早めに考えていったほうがいいよね。親の回復を期待して思うようにいかないと、本当にもう、恨みつらみの人生になっちゃうから。

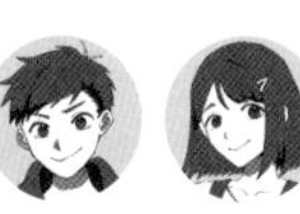

アキ　自分で人生を切り拓いていく……。

サトル　どうしたらいいの？

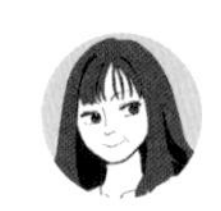

田中さん　とりあえず、高校生になったらバイトができるから。本当に必要以上に何もかもがまんさせられているような状況だったら、バイトして、早いとこ家を出ちゃえばいいよ。そのお金を奪われないようにもしなくちゃね。薬物や酒でもギャンブルと同じように、バイト代持ってかれちゃうってこともあるから、できるだけ早く自立を目指したほうがいいよね。高校生だとむずかしいかもしれないけど、18歳になれば寮がある大学に行ったりすることもできるし。就職するにしても自立してやっていくってことを目指していくっていうのがいいかもしれないね。親に期待していても、自分の未来は開けない。

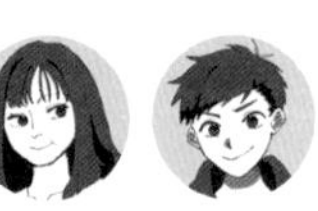

サトル　結局、自分で頑張らなくちゃいけないんだね。

田中さん　本当にさ、親がマトモだったらそんな風に苦労しなくて済むのに、って思いはあると思うよ。やんなっちゃうよね。でも、変えられないものを無理に変えようと躍起になるより、変えられるものに取り組んでいったほうが、ずっといいと思うんだ。親のことは変えられなくても、自分の未来なら変えられるから。
私は、早めに自立を目指したおかげで、子どもの頃から働き者だったからさ。それこそヤングケアラーみたいな感じだったと思うけど、いいこともあったよ。めちゃくちゃバリバリ働ける人にはなったからね。それとやっぱり、親には何言っても無駄だっていう風に思ったから、親以外の他人と関わるしかないって思って、コミュニケーション能力

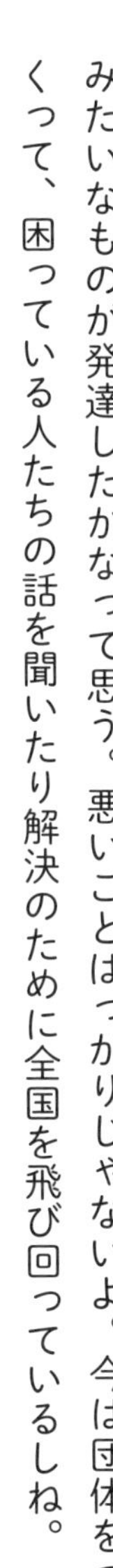

みたいなものが発達したかなって思う。悪いことばっかりじゃないよ。今は団体をつくって、困っている人たちの話を聞いたり解決のために全国を飛び回っているしね。

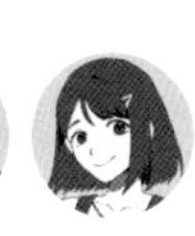

アキ　そっか。そういう考え方もあるんですね。

田中さん　親に恵まれなかったとしても、心のうちを話せるような他人と出会えたら、それはもう十分親に恵まれなかったことよりも幸せなんじゃないかって、薬物依存症から回復した俳優の高知東生（たかちのぼる）さんが言ってたよ。すごくいい言葉だなって思った。だから親に話が通じなくても、そのぶん他人に恵まれる機会を増やすといいんじゃないかな。他人のほうが無限だしさ、出会える人って。親と違って、友だちとか仲間って、自分で選んでいいんだし。

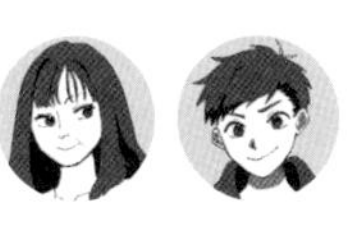

サトル　確かに。付き合う人は自分で選んでいいんだもんね。

田中さん　そうそう。だから、早いうちから自分の気持ちを話すっていう能力を磨いたほうがいいよね。親をなんとかしようとする時間がもったいない。

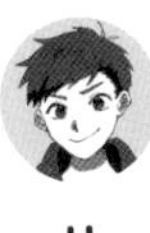

サトル　じゃあ、僕も、お母さんやお父さんのことよりも、自分自身のことに集中して

みようかな。心配な気持ちは簡単に消えないけど。

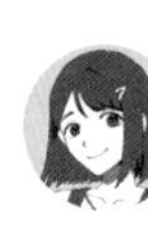

アキ　私も、二人のこととは別で、自分の能力を磨いたり、こうやって人と会う機会を増やしていくことを大事にしてみます。

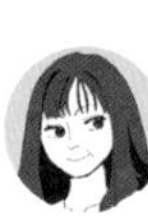

田中さん　そうだね。そのへんはもう、今まさに二人とも頑張ろうとしてやれてるんだから！　親を心配する気持ちまで捨てろとは言わないけど、やっぱり親子だから助けなきゃいけないっていうわけでもないから。それにね、子どもが助けないことで、別の誰かが助けてくれるチャンスが広がるよ。まさに共依存もそうだけど、個人の境界線を引く、ってことがとても大事だと思うな。

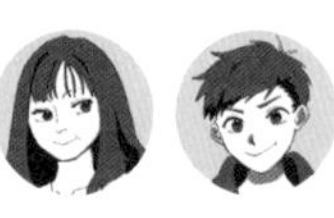

サトル　個人の境界線……。

田中さん　そのへんは経験もあるかもしれないけど、勉強したり、訓練したりすれば、必ず誰にでもできるようになる。サトルくんもアキちゃんも、絶対に大丈夫だよ！

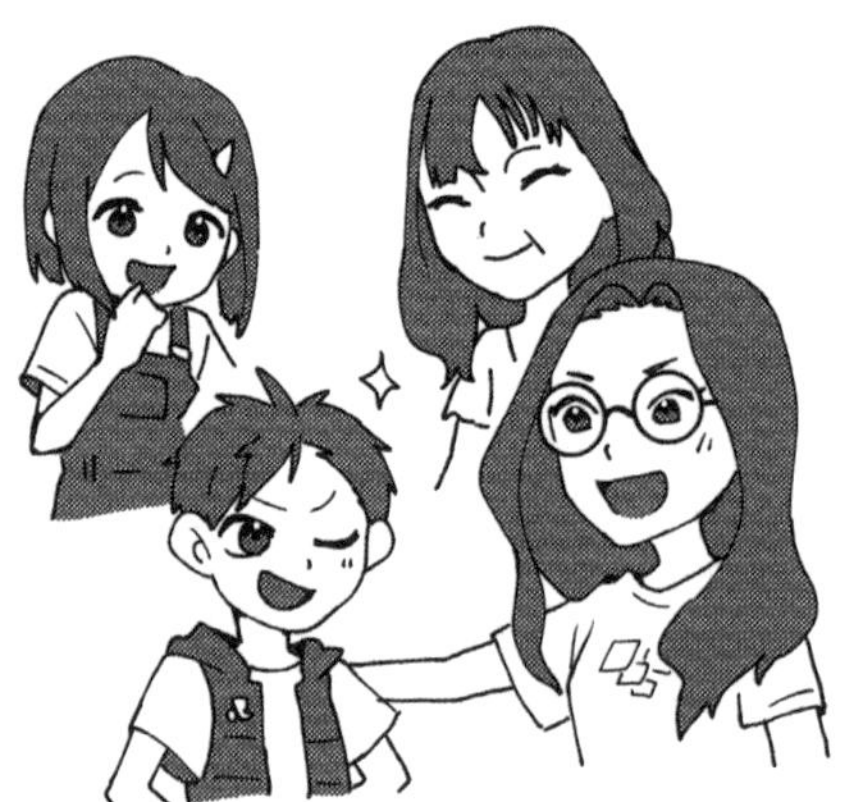

第4章
子どものうちからできる依存症予防

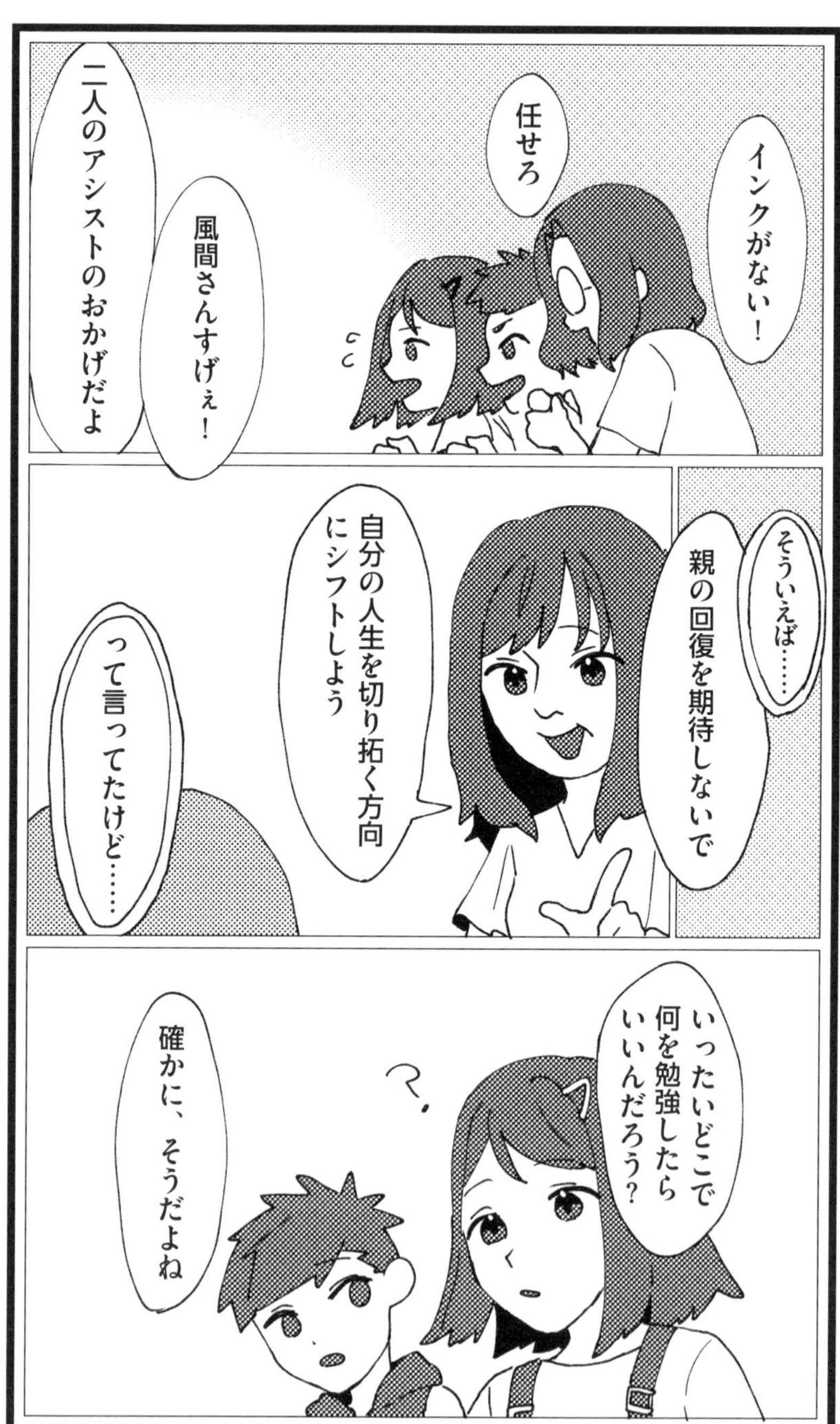
インクがない!
任せろ
風間さんすげぇ!
二人のアシストのおかげだよ
そういえば……
親の回復を期待しないで
自分の人生を切り拓く方向にシフトしよう
って言ってたけど……
いったいどこで何を勉強したらいいんだろう?
確かに、そうだよね

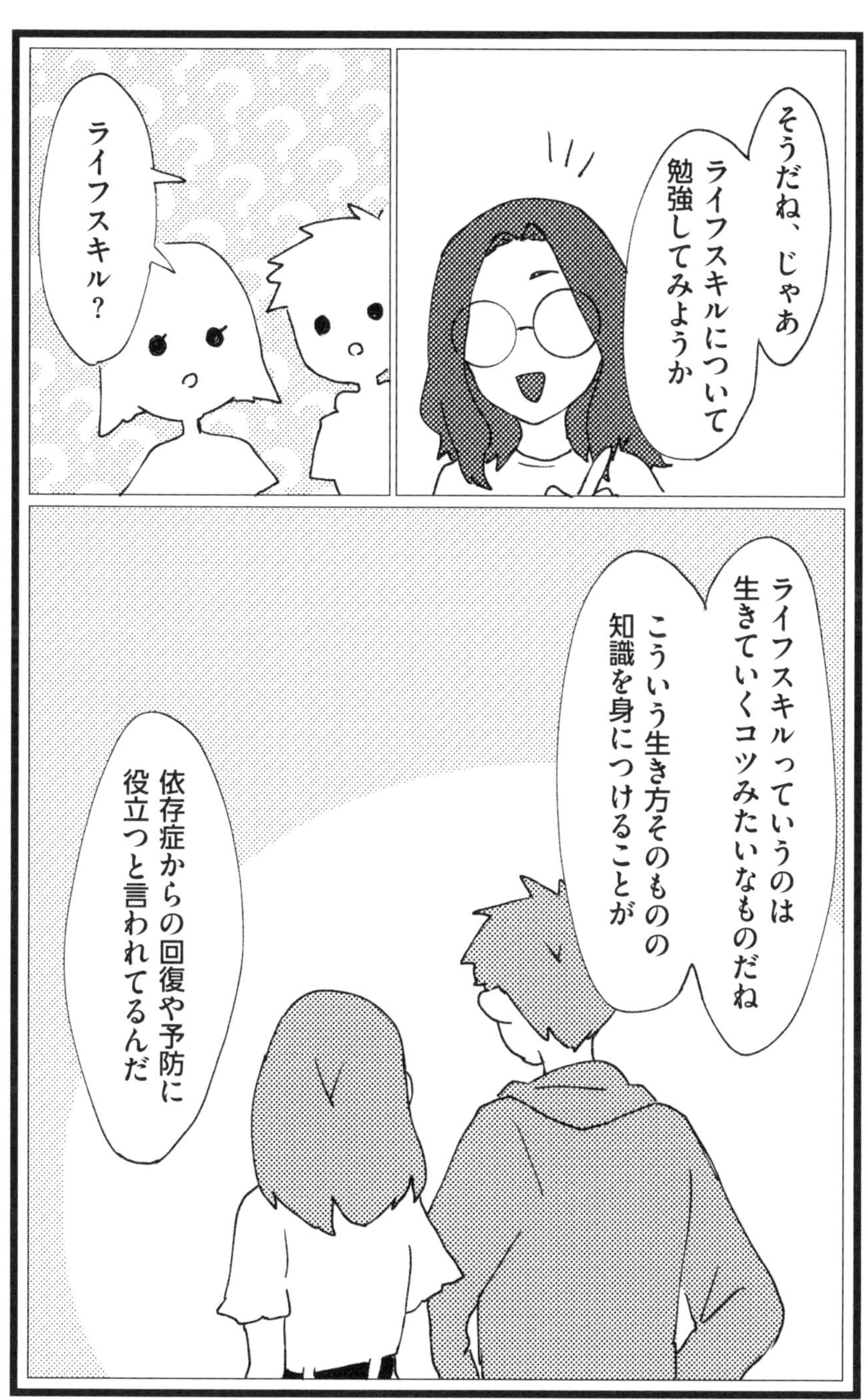
そうだね、じゃあ
ライフスキルについて
勉強してみようか
ライフスキル？
ライフスキルっていうのは
生きていくコツみたいなものだね
こういう生き方そのものの
知識を身につけることが
依存症からの回復や予防に
役立つと言われてるんだ

境界線を引く

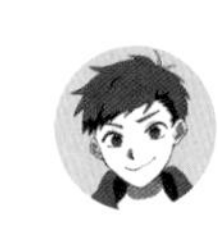

サトル そういえば、この前、田中さんが言ってた「境界線を引く」って、どういうことなの？

風間 「境界線を引く」というのは、その人自身と、その人以外の他者との間に、明確な線を引くことかな。体育の授業でドッジボールをするとき、白い粉で線を引いて相手と自分の陣地を分けるよね。あんな感じのイメージで、私とあなたは違う人間であるというお互いの違いをはっきり理解しておく、ということ。権利の問題ともすごく近い関係にある考え方かも。

サトル 子どもの権利についても教えてもらったよね。生きる権利、育つ権利、それから……。

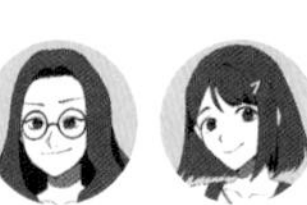

アキ 守られる権利、そして、参加する権利。「子どもの権利条約」、だったよね。

風間 おぉ、よく覚えてたね。私でもたまに忘れそうになっちゃうのに！　細かく法律で決められていなくても、人には基本的な尊厳と人権があるというのが、人が人として生きるうえで、当たり前の大前提なんだよね。

実は、この権利を侵害する——つまり、権利を大切にしないということと、境界線を侵食するということは、とても似てるんだよ。特に親子の関係だと、この境界線の問題はとても複雑になる。赤ちゃんのうちから境界線を引くなんて無理だから、親と自分の境界線が混ざり合ってしまって、親の価値観や感情が直接入ってくるようになるんだ。本来なら、そのまま親がしっかりと子どもと親との間に境界線を引きながら、子どもの権利を守って、子どもが精神的に自立できるように促してあげなくちゃいけないんだけど……。それこそ親に依存症の問題があったりして、境界線を引くことが困難な場合だと、境界線が曖昧なまま子どもが思春期を過ぎてしまうこともある。そうすると、子どもは親以外の他者との境界線をどう引けばいいのかわからなくなってしまって、権利を侵害されても気づかなかったり、あるいは無自覚に誰かの権利を侵害してしまうようなことも、簡単に起こってしまうんだよね。

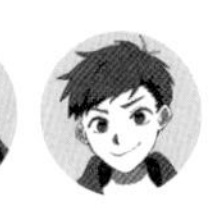

サトル　なるほどなぁ。

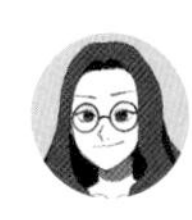

風間　サトルくんは田中さんから、共依存の話も聞いたよね。実は共依存関係も、境界線が引けないことから生じる、不健康な人間関係の形なんだ。もちろん依存症の家族と

自分との間に限ったことではないよ。たとえば——頼まれた仕事を断れないとか、明らかに自分だけ負担が多いとか。親子関係なら、親の期待に応えるために頑張りすぎてしまったり、親の価値観を押し付けられてしまったりね。これらはすべて不健康な、境界線を侵食する人間関係のあり方だと思うよ。

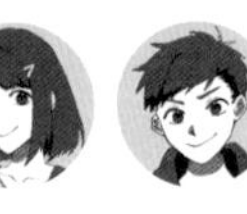

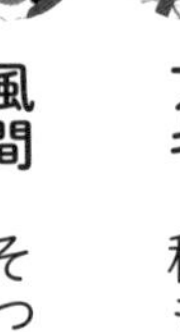

サトル　僕、境界線を侵食されていたかもしれない。

アキ　私も。

風間　そっか。そうなると、自分と他者との区別をつけることがすごくむずかしくなってしまうから、どこまでが自分の責任で、どこまでが相手の責任なのかを考えることもむずかしくなるかもしれないね。だから、親の問題は親の責任なのに、子ども自身が責任を感じさせられて、抱え込んでしまってるんだと思うな。

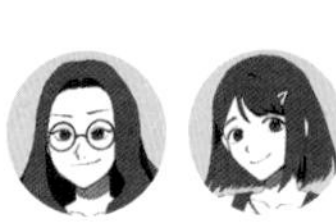

アキ　なるほど……。

風間　本心ではやりたくないと思っているのに言えない、人の反応が気になって仕方ない、自分と誰かを比べて落ち込む、何もかも自分ががまんすれば丸く収まる……そんな風に考えてしまうのも、境界線が引けていない状態だとよくあることなんだよ。つらいよね。田中さんが言ってた「自分の人生を自分で切り拓いていく」というのは、言い換えれば、境界線をしっかりと引けるようになる、ということでもあるの。誰かの問題に左右されるんじゃない、自分の人生は自分で決める。そう決意するということが第一歩なのかもしれないね。

サトル　そっか……。自分の人生は自分で切り拓くものだってことはわかったよ。でもさ、僕、それでもお母さんやお父さんが心配だよ。心配することをやめるなんてできない。

風間　うん。それはやめなくていいよ。心配するというサトルくんの感情は、サトルくんのかけがえのない気持ちだからね。私がそれをどうこうしようなんて、それこそ私がサトルくんとの境界線を引けていないことになっちゃう。ただ、もしサトルくんが嫌じゃなければ、ひとつだけアドバイスしてもいいかな。

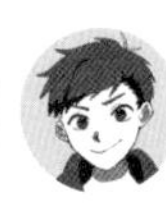

サトル　うん。

風間　心配する気持ち自体は、消そうとしなくてもいい。でも、その気持ちの先にある

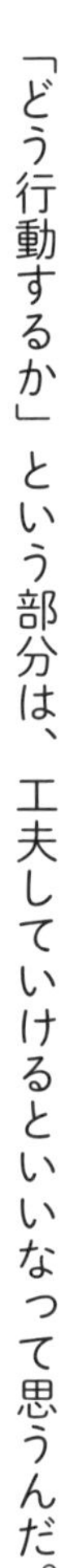
「どう行動するか」という部分は、工夫していけるといいなって思うんだ。

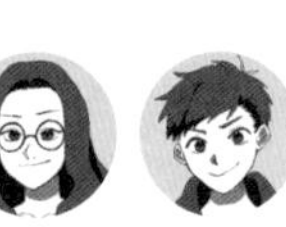

サトル　どう行動するか……ってどういうこと？

風間　たとえばサトルくんは、学校とかに嫌いな人っている？

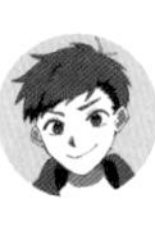
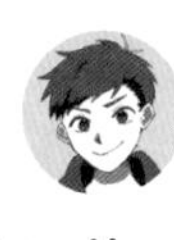

サトル　……いる。すごくムカつくんだ。後ろの席に座ってるやつなんだけど、授業中にちょっかい出してきてさ。僕はちゃんと先生の話聞いてたのに、僕まで話聞いてないみたいに思われて。僕は何もしてないのに、いつも僕まで怒られちゃうんだよ。それでも全然やめてくれなくて、ずっとちょっかい出してくるから、僕もう、そいつのことすごく嫌い。ウザいんだよね。

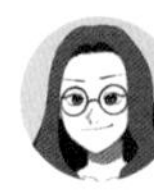

風間　そっか。それは嫌な思いをしたねぇ。じゃあさ、サトルくんはそういうムカつく気持ち、その子を嫌いな気持ちって、よくないものだって思う？

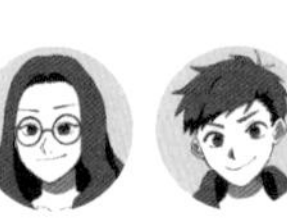

サトル　うん。人を嫌いになるのはよくないことだと思う。

風間　そうだよね。でもさ、いいんだよ。ムカついても、嫌いになっても。あいつウゼエな〜！　って思ったって、全然いいの。だってそれって、生理的な感覚だったり、いろいろな理由があって生まれてくる気持ちでしょ。サトルくんにも、その子を嫌いになった理由があったよね。人間である以上それは自然なことだし、嫌いになることは、人によっては寂しいことではあっても、けっして悪いことじゃないんだ。

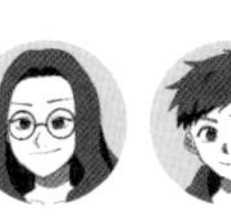

サトル　じゃあ「お前めっちゃウザい」って言っちゃったのも、仕方なかったのかな？

風間　そこがポイントなんだよサトルくん。これからする話はサトルくんのことを否定する意図じゃないから誤解しないで聞いてほしいんだけど——。サトルくんがムカついたり、嫌いだって思うことは自然なことだってさっきも話したよね。もちろん、ちょっかいを出してきた子がとても迷惑な行動をしたことも事実。でも、だからってその人にひどいことを言ったりして傷つけていいわけじゃないと私は思うんだ。「どう行動するか」というのは、つまりそこだよ。先に傷つけてきたのはあっちじゃん！　とか、いろいろ思うことはあるかもしれないし、傷つけたくなるほどムカつくことだってあるよね。それでも、他者を傷つけていい理由にはならない。

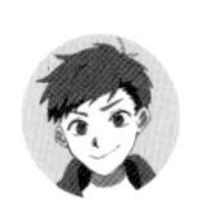

サトル　……じゃあ、どんなにムカついたって、僕はがまんするしかなかったってこと？　僕のお母さんとお父さんはがまんもせずにけんかしてたけど、僕は、悲しくても、

寂しくても、お母さんやお父さんにぶつけたりしなかったし、怒ったりもしなかったよ。それが正解？

風間　ううん、そういうことじゃない。がまんし続けていたら、いつか必ず限界がくるし。どんな形で爆発しちゃうかはわからないけど、抑え込み続けた心の痛みは、別の何かになって現れるんだよ。依存症がまさにそうだったでしょう？　そして依存症は、気持ちを仲間に話すから回復できたよね。人に気持ちを話す、伝えるということは、生きていくうえで大切なことだから。

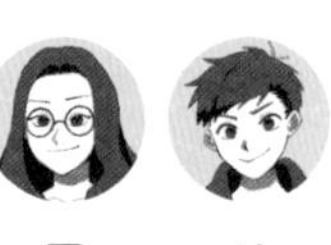

サトル　そうだけど……。じゃあどうしたらよかったのさ。

風間　適切な方法で、自分の気持ちを伝えることが役に立つんだ。もちろん、そこに怒りも含めていい。ただし、相手を傷つけたり否定するためじゃなくて、自分が傷ついたこと、嫌だということを、より効果的にわかってもらうためにね。

アイ・メッセージ

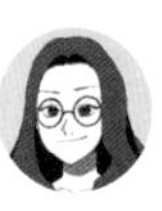

風間　サトルくんとアキちゃんは、「アイ・メッセージ」と「ユー・メッセージ」って

聞いたことあるかな？

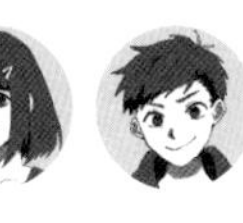

サトル　ううん、ない。

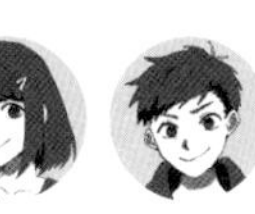

アキ　まったくないし、いったいなんなのか想像もつかないです。

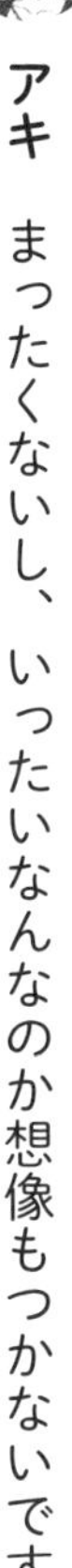

風間　アイ・メッセージの「アイ」は、英語の「I（私）」。ユー・メッセージの「ユー」は、英語の「YOU（あなた）」。相手に何かを伝えるときに、それぞれ何を主語にするか、という区別をして、こういう呼び方をするんだ。

私を主語にするアイ・メッセージと、あなたを主語にするユー・メッセージとでは、相手の受け取り方は大きく変わる。たとえばサトルくんは、嫌いな友だちに「お前めっちゃウザい」って言ったんだよね。それだと「お前」が主語になってるから、ユー・メッセージになる。相手を主体にして怒りを伝えようとすると、どうしても相手を責めるような雰囲気になってしまうし、自分の気持ちを伝えるというよりは、相手を責めることが目的のように受け取られてしまいやすくなるんだよ。

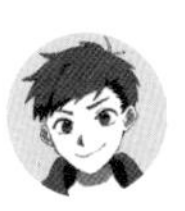

サトル　じゃあ自分を主体にして、僕、を主語にすればよかったのかな。

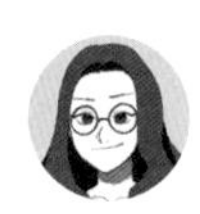

風間　そうだね。そして、トゲトゲした言葉をあえて使う必要もない。むしろ、「お前」のように強い言葉を使うより、あえて「あなた」というような敬語で伝えたりすることで、真剣さが相手に伝わることもある。そういう意味でも、「ウザい」「ムカつく」といった言葉より、もう少していねいな表現をしたほうが、自分の思いは伝わりやすくなるね。
それと、どうして嫌だと思ったのか、理由を添えてあげられるともっといいかもしれない。もし相手に悪気がなかったとしたら、どうしてサトルくんが怒っているのか気づけないまま、ちょっかい出すことを繰り返しちゃうかもしれないから。それをふまえて、アイ・メッセージにしたら、どう変わるかな？

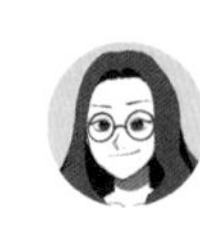

サトル　「僕は、授業中にちょっかいを出されたことが、とても嫌だった」？

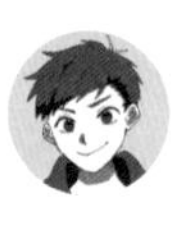

風間　おお、アイ・メッセージらしくなったね！　これだと、相手の子を否定しているというよりは、サトルくん自身が覚えた不快感を、率直に伝えているように感じない？

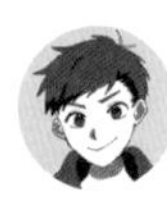

サトル　うん、そう感じる。僕としては同じことを言ってるつもりなんだけど、選ぶ言葉をちょっとだけ工夫することで、こんなに雰囲気が変わって聞こえるんだね。

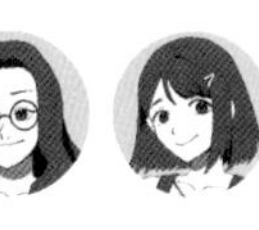

アキ　本当に、全然違う印象ですね。

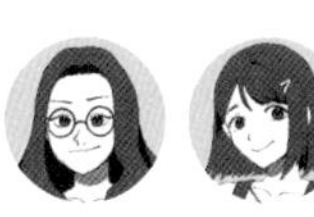

風間　そうそう。このちょっとした工夫だけで、グッと気持ちが伝わりやすくなる。覚えておいて損はないでしょう？「僕は勉強に集中したいし、先生に怒られたくないから、ちょっかいを出さないでほしい」と、今後に向けた望みを伝えるのも効果的だね。でも、どれだけ工夫をしてみても、こちらの思うように相手が受け止めてくれるとは限らない。アイ・メッセージは、相手を操る万能な方法ではないからね。そこを理解するうえでも、境界線を引くという基礎が役に立つよ。相手と自分は違う人間だから、コントロールはできない。相手の反応も、相手の受け止め方も、けっして思うようにはいかない。それでもできることをしておく――つまり、アイ・メッセージなどの工夫を尽くしておくということは、自分で責任を持った行動をするということになるの。それは、自分の人生を自分で切り拓いていくうえで、重要な心がけだと私は思うよ。

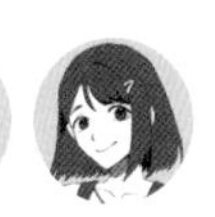

アキ　どんな言葉を選ぶかって、考えたこともなかったな……。

サトル　じゃあさ、もし僕がお母さんやお父さんに何か思ったことを伝えるときも、アイ・メッセージを使って伝える、というのが一番いいのかな。僕も傷ついてるって二人にわかってほしいし、僕のことも見てほしいって、本音を伝えてみたいんだ。とても怖いけど。

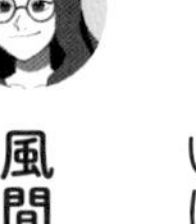

風間　そっか。かっこいいよ、サトルくん。相手の反応や回復を思い通りにコントロールすることはできないけど、「伝えるか伝えないか」という自分の行動は選べるもんね。そのときの伝え方も。

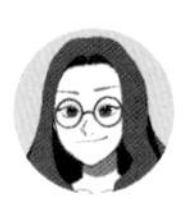

サトル　——あのさ、風間さん。僕、さっき風間さんから「だからって他者を傷つけていい理由にはならない」って言われたのが、実はすごく嫌だったんだ。僕を否定する意図じゃないって言われたとはいえ、それでも、僕の気持ちを否定された感じがして。僕はちょっかい出されたことが嫌だったし、ちょっかい出してきたやつが悪いと思ってたから、僕のそういう部分まで丸ごと否定された感じがしちゃった。風間さんは正しいことを言ってるんだってわかってても、「そいつ最低だな！」って、一緒に怒ってほしかったんだ。でも、それもまさに、風間さんが期待通りの反応をしてくれなかったから嫌な気持ちになっちゃったってことなんだなってことも、今わかったよ。

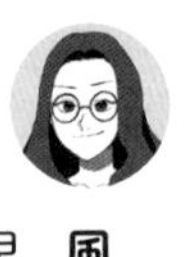

風間　そうだったんだね……。サトルくん、気持ちを話してくれてありがとう。そして、早速アイ・メッセージを実践してくれて、本当にありがとう。そっか、一緒に怒ってほしかったのか……。

こんなことサトルくんに言っても仕方ないかもしれないんだけど、私にはね、その子にも、ちょっかいを出したくなるような理由があるかもしれない――そうやってすぐに考えちゃうクセがあるんだ。たとえばそれこそ、家では親の問題に振り回されたりしてるから、そうやってちょっかいを出すことで誰かにかまってほしいのかも……とかね。そういう「もしかしたらこういう背景があるかも」を想像すると、私は、目に見える誰かの行動や言動だけで、その人自身を決めつけるようなことはしたくないと思うし、そういう想像を常に続けることや考え続けることをとっても大切にしてるの。依存症の人も、パッと見ただけなら最低な人間に見えることもある。でも、その背景には、目には見えない心の痛みが隠れてたりするでしょう？　そういうところに思いを巡らせながら、私は、他者と接していきたいんだ。だから、一緒になってその子を「最低だ」と思ってあげられない。期待に応えられなくて――、傷つけてしまって、ごめん。それに、サトルくんがどう受け止めるかというところにまで、想像がおよばなかったのも、本当にごめんね。話してもらえて助かったよ。

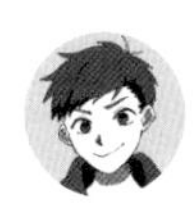

サトル　ううん。聞いてくれてありがとう。理由も話してもらえてよかった。疑ってたわけじゃなかったけど、僕のことを否定しているんじゃなくて、風間さんには風間さんの考えや思いがあったってことがあらためてわかって、ホッとしたよ。

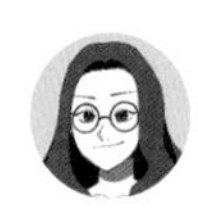

風間　私もそう言ってもらえるとホッとする。でもね、本当は私も、サトルくんが傷つけられることは悲しいんだよ！　正直に包み隠さず言うとめっちゃムカつくし、サトルくんを傷つけやがって！　って思っちゃう。でも、それこそしっかりと境界線を引いて、その悲しさに引っ張られすぎないように意識しなくちゃとも思ってる。そこが曖昧になってしまうと、私自身が引いている境界線があやふやになってしまって、サトルくんの感情に同調するようにして、私が落ち込んじゃうからさ。そうしたら、私の精神的な状況が悪くなってしまって、こうやってサトルくんと話をすることもむずかしくなってしまうしね。自分は自分。他者は他者。どれだけ大切な相手だとしても、いや、大切だからこそ、区別をつけていかないといけないなって思うよ。でも、こういう風に他者が自分の期待通りに動いてくれるわけではないことや、伝え方の工夫をすることで関係を壊さずにいることもできるという経験をしたことが、今後のサトルくんにとっての大きな糧になるといいなぁ。

同調圧力と断り方

サトル　じゃあさ、風間さん。たとえば、この前話を聞かせてくれたたいせいくん（137ページ）みたいに、僕もお父さんやお母さんから酒や薬をすすめられたら、どうやって断ればいいのかな。お酒を飲んでみろってお父さんからは何度も言われて、いつも断れなくて泡だけ飲んで笑いながら誤魔化したりしてるけどさ……。それをやると、僕もアルコール依存症になるリスクが高まっちゃうでしょ？　それは嫌だなって。もし万が一のときのために、お母さんやお父さんをなるべく刺激しないような断り方が知りたいんだ。

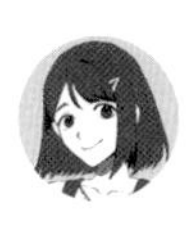

アキ　確かに、それ私も知りたい。この先、誰かからお酒や薬物、ギャンブルをすすめられないとは限らないもんね。使いたくないときに断れる方法、すっごく知りたい。

風間　なるほど。それは覚えておいたほうがいいことだね。自分の身を守る方法は、いくつ覚えても余るってことはない。じゃあサトルくんの家を例にあげてみよっか。

サトルくんの家は、お父さんが酒を飲んでいて、お母さんが食行動の問題とともに薬物を使ってるよね。そして、自室にこもってゲームをしているお姉さんがいる。家族がみんなでご飯を食べるときになると、お父さんが酒を飲み出して、陽気になってサトルくんにお酒をすすめてくるわけだけど、そうすると、お姉さんは注意はするものの、サトルくんをフォローするわけでもなく、お父さんに向かって怒り出す。お母さんは、あまり関わりたくないようすでその場をやり過ごす。だからサトルくんは、お姉さんの目線もありながら、そんな殺伐とした食卓を和ませたくて、少しだけ飲んでおどけてみせる。そんな状況で断るのって、かなり勇気がいることだよね……。

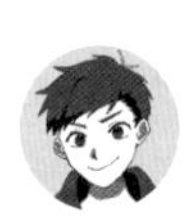

サトル　うん。簡単に断れる、断るだけだって思う人もいるのかもしれないけどさ。学校の薬物乱用防止教室でも「断る勇気を持とう」って言われたけど、僕にはそんな勇気持てないって思ったよ。お父さんは僕をバカにするように笑いながら、「男のくせにこんなもんも飲めないのか」「これぐらいの酒ならお前の友だちだって飲んでるだろ」「父親の誘いは断るもんじゃねぇぞ」、なんて言うんだ。あとね、お姉ちゃんのあの目が、とても怖いんだよ。僕が断ったら、もっとめんどくさいことになるぞって脅されてるような感じがして。

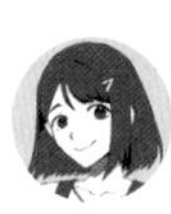

アキ　その「目」、なんかわかるかも。学校とかでも、友だちグループに「今日の帰りにみんなで遊びに行こう」「アキちゃんも絶対くるでしょ?」って誘われたりするとき、グループのみんなの目がすごく突き刺さる感じがするの。テスト勉強がヤバくて断ったことがあるんだけど、あとで「空気が読めない」って陰口を言われてた。

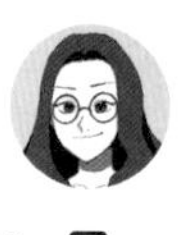

風間　二人とも、ものすごく嫌な気持ちになる出来事を乗り越えて今日まで頑張ってきてるんだね。尊敬するよ。実は、そこにはね、同調圧力という効果が働いてる。実際に、薬物や酒に手を出すはじめの一歩は、仲間内の同調圧力が理由であることも珍しくない。同調圧力には直接的なもの、それから間接的なものがあるけれど、アキちゃんの学校での体験も、サトルくんの家での体験も、そのどちらもが働いているように思うな。

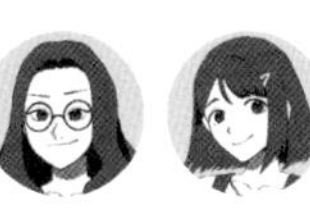

サトル　そうなんだ。

アキ　どういう効果なんだろう？

風間　引き続きサトルくんの家の例で話していくけど、お父さんが「男のくせにこんなもんも飲めないのか」と笑ってくるというのは恥をかかせるような言葉だし、「お前の友だちだって飲んでるだろ」というのは一般化といって、他の友だちを引き合いに出すことで圧力をかける言葉。それから、「父親の誘いは断るもんじゃねぇぞ」というのは……ほぼ脅迫だね。だって、父親という立場を使って断った場合を想像させることで、飲むしかない状況に追い込んでいるわけだから。これがまさに、直接的な同調圧力なんだよ。
そして、間接的な同調圧力っていうのは、言葉に出しては何も言わないけど、「断るなんて空気が読めない」「みんなやってることだ」「お前がやらないと終わらない」というような雰囲気を出すこと。サトルくんが感じているお姉さんの目もそうだし、アキちゃんが言っていた「目」もそうだよね。具体的には眉間にしわを寄せて、「お前がさっさと飲めば丸く収まるんだよ」というような空気をつくる、そういった表情や態度を示すことかな。

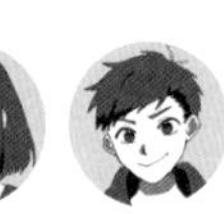
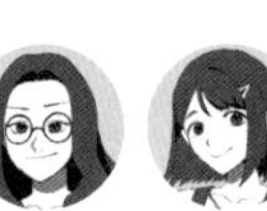

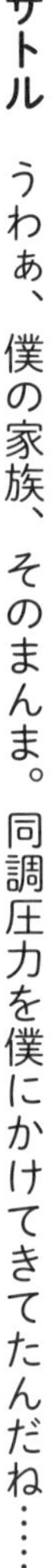

サトル　うわぁ、僕の家族、そのまんま。同調圧力を僕にかけてきてたんだね……。

アキ　空気……。

風間　空気を読めって言われても、何が書いてあるんだよって感じだけど（笑）でも、やっぱりそういう圧力をかけられ続けていると、罪悪感や自己否定感を刺激されてしまって、なかなか断れなくなってしまうんだよね。たとえ1回は断れても、2回目、3回目と続けば、断りきれなかったりする。だから、「断る勇気」なんて万能じゃない。もちろん、嫌なことには嫌と言い、断るということには勇気も必要かもしれない。でも、勇気だけで断れるものではないんだよ。考え方に、少しのコツが必要なんだ。

サトル　考え方のコツ？

風間　そう。同調圧力をかけてくる相手は、こっちの罪悪感や自己否定感を刺激して、断りきれない状況に追い込んでくる。実は、「そのことを覚えておく」ということが、とても大きなポイントになる。そして、深呼吸したり伸びをしながら気持ちを落ち着けて、「この人は今、こっちに同調圧力をかけている」と認識し、「この圧力から自分を守ろう」と考えることが大事なんだよ。

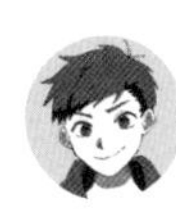

サトル　誘いを断るなんてダメなやつだっていう空気に飲まれちゃうと、やっぱり僕は、自分がダメなやつなんだって思っちゃう。でもそれって本当は、僕の責任じゃないような気がしてきた。

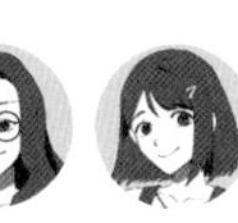

アキ　もしかしてそれが、境界線を引くってことかな？

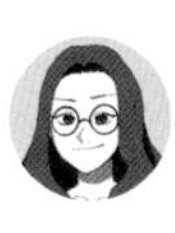

風間　その通り！　同調圧力をかけてくる相手の問題と責任なんだよね。そこを見分けて境界線を引くことができると、グッと罪悪感が減って、断るハードルが低くなるよ。

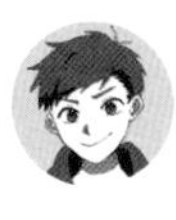

サトル　なるほど……。自分の考え方次第で、断りやすくするってこともできるんだね。

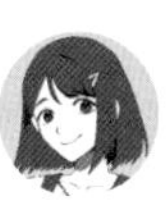

アキ　そのうえでアイ・メッセージを使って断ればいいんだ。

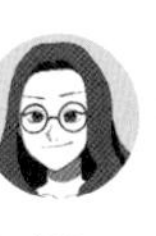

風間　ところがどっこい、断るときは、もっときっぱり、はっきりと意思を伝えたほうが効果的なんだよ。

サトル・アキ　ええーっ!?

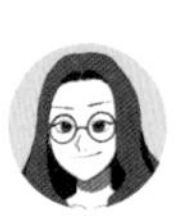

風間　もちろん、いついかなるときも、相手を傷つけていいわけじゃない。そのことを意識できているサトルくんとアキちゃんは素晴らしいと思う。でも、ここでの目的は、「誘いを断って自分の身を守る」ということだったよね。そのためにもっとも効果的な方法を覚えていてほしいんだ。それが、理由を説明せず、一言で「僕はやらない」「私はやりたくない」「それに興味がない」と、はっきり伝えること。

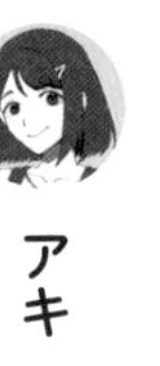

アキ　どうして理由を説明しないの？

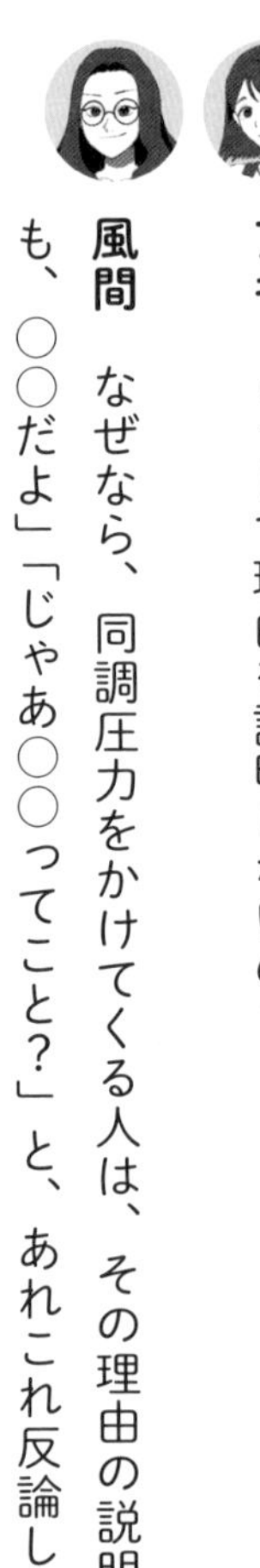

風間　なぜなら、同調圧力をかけてくる人は、その理由の説明や言い訳に対して、「でも、○○だよ」「じゃあ○○ってこと？」と、あれこれ反論してくるから。その余地を与えない、反論の隙を見せないために、理由を説明しないことが重要なんだよね。何か言われるたびに、固めたはずの「この圧力から自分を守ろう」という決意が揺らぎやすくなってしまったり、罪悪感が刺激されてしまったりして、どんどん断りづらい状況になってしまう恐れがある。だから、断るときにはキッパリと、素早くＮＯを示すことが大事なんだよ。

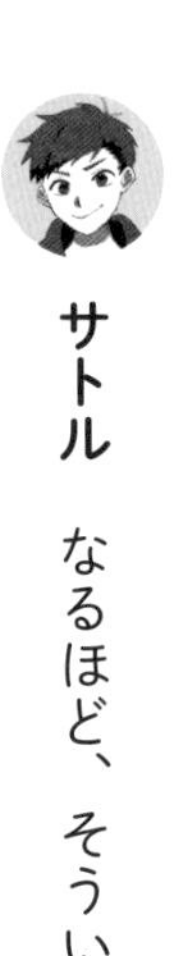

サトル　なるほど、そういうことか……。

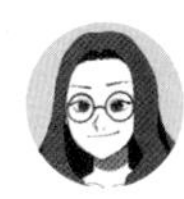

風間　そのとき、ボソボソと伏目がちにしゃべるんじゃなくて、ゆっくり、静かに、声のトーンを落としながら、語尾まではっきりと発音することで、真剣さが伝わりやすくなる。敬語を使うのもいいね。私は本気です、あなたにはコントロールされません、という意思表示として伝わりやすい。

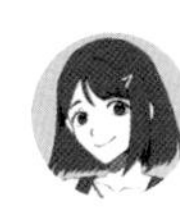

アキ　なるほど、言葉を選ぶ方法だけじゃなくて、しゃべり方やトーンでも変わるんだね。

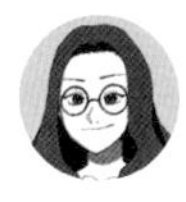

風間　そう。人が何かを伝える方法というのは、言葉だけじゃない。サトルくんが間接的な同調圧力をかけられたように、表情や態度だけでも思いを示して伝えることはできる。きっとそれが、よく言われる「空気」の正体なんだと思うな。
他には、姿勢を変えるのも効果的だよ。下を向いたりせず、背筋をピッと伸ばしてみたり。肩の力を抜いてリラックスしてみたり。パーの形に広げた手を前に突き出して、「嫌です！」って全身で拒絶しちゃうのもありだね。自分と相手との間に、物理的な距離を取るのはすごくいい。言い終わったらすぐに立ち去ってしまうのも方法のひとつだね。

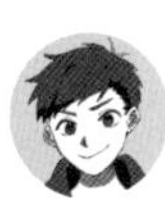

サトル　そっか。でもさ、僕はなるべく相手を刺激せずに断る方法を知りたいんだよ。

どうでもいい相手とか、困ったら逃げちゃえばいいような相手とは違って、お父さんたちは家族じゃん。同じ屋根の下にいるんだ、さすがに刺激するのは怖い。

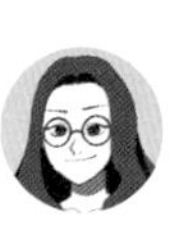

風間　そっか、確かにそうだね。

アキ　そうしたら、そこでアイ・メッセージが活きてくるんじゃないの？

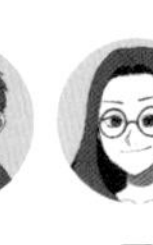

風間　アキちゃん鋭い！　その通りだよ！

サトル　すごいねアキちゃん……！　そっか、なるほど……。

風間　話をよく聞いて、考えてくれてることが伝わってきてうれしいよ。サトルくんが意欲的に質問してくれることも、ものすごくうれしい。真剣に聞いてくれてありがとうね。

さて、同じ屋根の下にいる大切な相手の誘いを断るとき。アイ・メッセージを使うとしても、きっぱり、はっきりとNOを伝えることは変わらないんだ。態度や表情で示すこともするしね。でも、そこから続けてアイ・メッセージでフォローしつつ率直な思いを伝えると、その印象はかなり変わるんだよね。たとえば、「僕はお酒を飲まない」と伝えたら、「でも、僕は、お父さんのことを心配している。いつかお父さんと一緒に、楽しく夕飯を食べたいと思ってるよ」とか。親子の関係を壊したいわけじゃなかったら、できる限りサトルくんの思いを伝えられるといいよね。

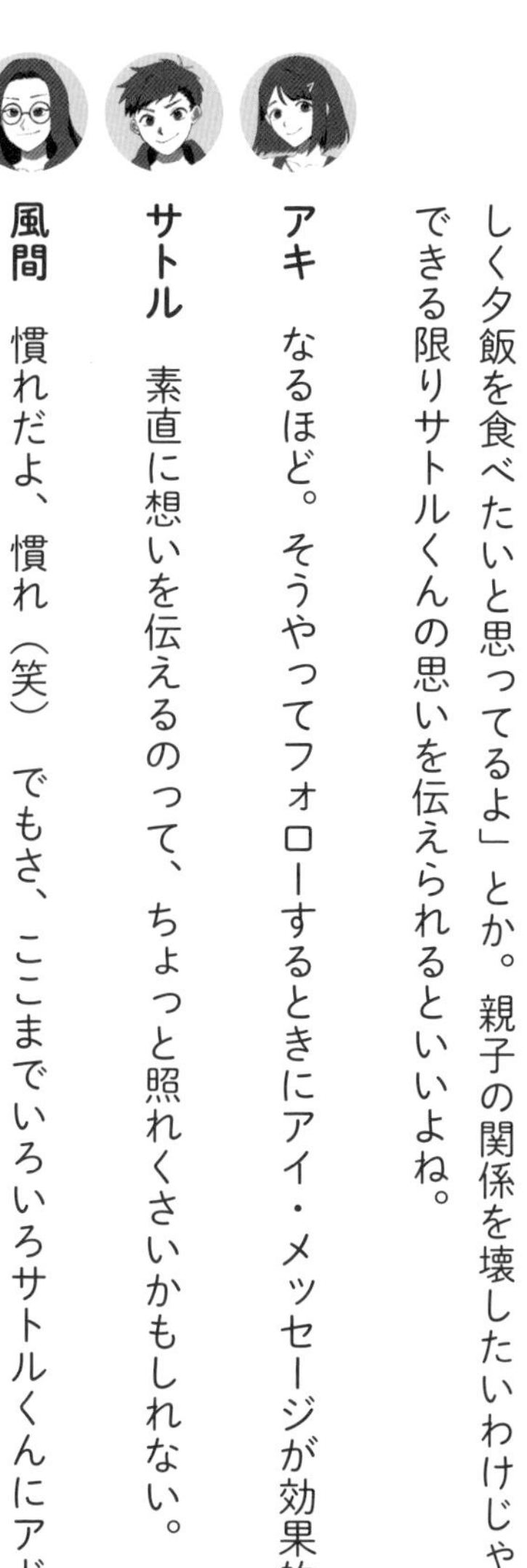

アキ　なるほど。そうやってフォローするときにアイ・メッセージが効果的なんだね。

サトル　素直に想いを伝えるのって、ちょっと照れくさいかもしれない。

風間　慣れだよ、慣れ（笑）でもさ、ここまでいろいろサトルくんにアドバイスしてきたけど、正直、お酒に酔った状態のお父さんだったら、もしかすると何を言っても逆上しちゃうかもしれないなとも思う。お酒って、一番はじめに理性の脳をマヒさせるでしょ？　それはつまり、普段よりずっと怒りやすくなってるってことだからね。だから、本当に一番いいのは、はじめからお酒に酔っているお父さんの近くに行かないことだよ。もう、一緒のテーブルでご飯を食べること自体をやめちゃうっていうのが、一番安全。そしてお父さんがシラフのときを選んで伝えるんだ、「とても嫌だ」ということを。

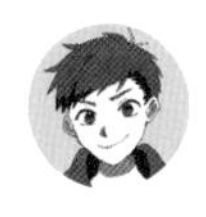

サトル　そっか、そうだよね……。気をつける。でも、断り方はちゃんと覚えておくよ。お父さんだけじゃなくて、お母さんに誘われることがないとも言い切れないし。

アキ　そのうち同級生や先輩たちから誘われたりすることもあるかもしれないもんね。

風間　そうだね。知識は荷物にならないから、いくら身につけたって損しない。自分を守るためにも、ぜひ覚えていてほしいな。

Q謝ったのに許してもらえないのはなんで？

A 私も度々、そういう状況に直面します。「謝ったじゃん！」と思ってむしろイライラするんですが、振り返ると、「ただ謝っただけ」だったパターンがほとんどです。

悪いことをしたら謝るという一連の行動は、すでに私たちに染み付いていますでも、「なんのために謝るのか」って、実は知らないままだったりしませんか？大人でもそうです。謝ったところで許してもらえるか不安だし、なんだか負けたみたいでしゃくだし、でも謝っておかなきゃとか、いろんなことを考えながら、とりあえず「ごめんなさい」と言っていたりします。

私は、自分が楽になるための「ごめんなさい」は、本当の「ごめんなさい」じゃないと思っています。「ごめんなさい」は、相手のために使う言葉です。傷つけられたままでいるのはとてもつらいことですし、悲しみや怒りを感じながら過ごすのは、とても疲れること。そんな中で行なわれる形だけの謝罪は、相手の傷を深めることにもなりかねません。一方で、傷つけられた側の痛みと向き合い、深い後悔と反省を経て発せられる「ごめんなさい」には、相手の気持ちを和らげる効果があると感じます。

もちろん、相手のために反省の気持ちを込めて謝意を伝えることで、結果的に自分も楽になれるということはあるでしょう。謝ることができないまま、何年も、何十年も後悔し続けて生きている人たちは、許されるチャンスすらありません。謝ってもらえなかった側も、許す機会がないままです。

相手に負わせた傷が深ければ深いほど、謝罪する機会をもらえたとしても、相手の気持ちを和らげることがむずかしくなっていきますし、自分が抱え続けていく後悔や罪悪感も大きくなっていきます。つらく、悲しく、しんどいことですが、でも、それが人を傷つけるということの重さです。

感情に気づいたら名前をつける

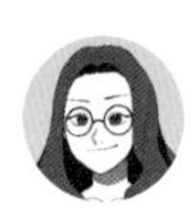

風間　ここまで私は、「自分と他者とは違うこと」、そして「他者は自分の思い通りには動かないこと」、それから、「それでも工夫をすることで自分の行動に責任と誇りを持つということ」の大切さを伝えてきた。友人や先生、親などの他者に頑張って思いを伝えてみても、事態が好転しなかったり、かえって傷ついてしまうこともあるかもしれない。それくらい、他者というのは自分の期待通りに動くものじゃないんだ。とても寂しくて悲しいことだけど、そばにいてほしいときにいてもらえなかったり、聞いてほしいときに聞いてもらえなかったりする。アイ・メッセージを使ってみても、うまく伝わらないことだってきっとある。でも、どんなときだって、自分だけは、自分のそばにいるよね。自分とはどんなに離れたくても離れられないでしょ。ここからは、そんな「自分」との付き合い方を話そうと思う。

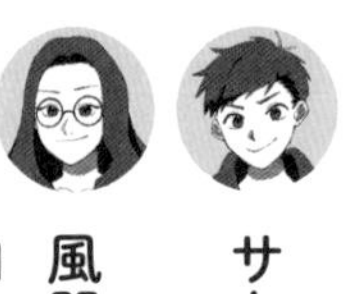

サトル　自分との付き合い方？

風間　そう。私はさっき、サトルくんに「人にムカついたり嫌いになったりする気持ち自体は悪いものじゃない」という話をしたよね。それは、気持ちや感情というものが、そもそもいいか悪いか区別できる性質のものじゃないから。楽しい、うれしい、寂しい、悲しい、ムカつく……人は、いろんな感情を抱くけれど、どういう名前をつけていいかわからないようなモヤモヤを、おなかのあたりで感じたことはない？

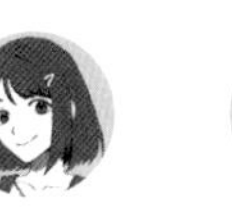

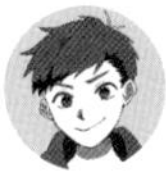

サトル　あぁ～……。あるかもしれない。なんていうかわかんないけど、とっても不快だなってときとか。

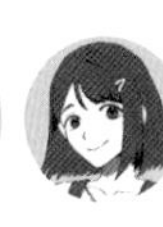

アキ　私もある。おなかの、みぞおちのあたりが気持ち悪くなる感じですよね。

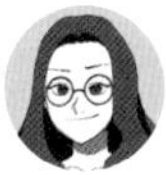

風間　そうそう、それそれ。実はね、自分が感じたことや気持ち自体は受け止めつつも、その原因を探り、気持ちに名前をつけるっていう作業が、自分と付き合っていくときに役立つんだよ。大人は特に、よく「自分のことなんて自分が一番よくわかってる！」なんて言うんだけど、実は全然そんなことない。練習しないと大人にもできない、それくらいむずかしいことなんだよね。

たとえば私は、思春期の頃によく怒ってたの。いつもイライラしていて、ことあるごとに誰かに当たり散らしては、暴力をふるったこともあった。でも、よくよく自分の気持ちを探ってみると、私の気持ちの根っこにあったのは単なる怒りではなくて、寂しさ、不安、悲しさなどの感情だったことがほとんどだったんだ。じゃあなぜ怒ってしまっていたのかといえば、自分で「私は悲しいんだ」「私は寂しいんだ」って、認識することができなかったから。そして、それを誰かに話したり、自分をケアするということが、まったくできなかったからなんだよ。

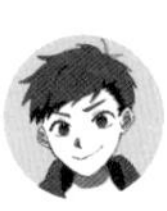

サトル　風間さんって怒ったりするんだね。

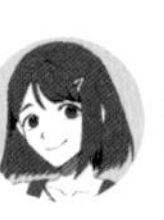

風間　えっ、怒らなそうに見える？

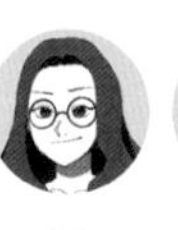

アキ　うん、全然怒ったりしなさそう。イライラとか全然しないイメージ。

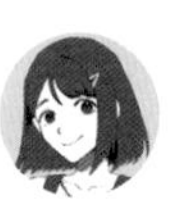

風間　マジか。しょっちゅうイライラしてるけどね（笑）でも、それをあえて誰かにぶつけたり、イライラを表現するようなことはなるべく控えるように意識してるから……そう見えない、っていうのはちょっとうれしいかも。ありがとね。

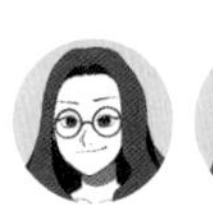

アキ　それってどうやるんですか？　表現しないようにするって……。

風間　そうだなぁ。慣れというか経験もあるとは思うんだけど……、よく怒りには一次感情がある、なんて言われるんだけどね。怒るというのは、先に悲しみや寂しさなどの感情があって、その感情を発散させるための手段として無意識に選ばれることが多い。でも、感情的になっているときに理性を働かせるって、誰にとってもむずかしいこと。がまんできないときもたくさんあるとは思うんだけど、それでも一呼吸置くことを意識して、「自分はどうして怒っているのか」を考えてみてほしいかな。そのときには一呼吸置けないかもしれないから、はじめのうちは落ち着いてきてから考えてみるのも全然ありだと思う。そうして根っこにある別の感情を見つけることに慣れてきたら、その次は「どうして○○だと感じているのか」を考えてみる。それを繰り返していくと、「今のこのイライラはなぜか」って考えようとするのがクセになるから、イライラを表現するんじゃなくて、その一次感情を素直に表現してみる、っていう方法が取れるようになったりするんだよね。

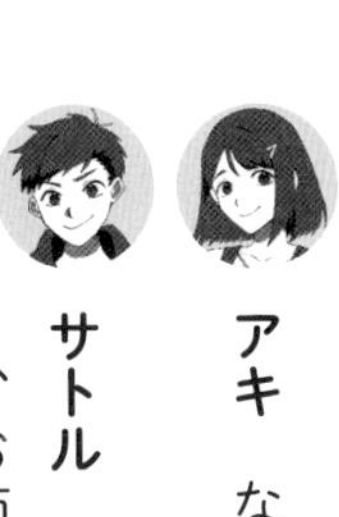

アキ　なるほど、そういう感じなんですね。

サトル　僕の場合は、そうだなぁ。お母さんやお父さんが僕を見てくれないことだったり、お姉ちゃんが僕に全部押し付けて、自分だけ好きにゲームして過ごしてるのがムカつく。でも、うーん、なんでムカつくんだろう。お母さんやお父さんが僕を見てくれないのは……寂しいのかな。お姉ちゃんにムカつくのは……ずるいって思うからかも。お姉ちゃんばっかりずるい、僕ばっかり頑張ってるって。そう思っちゃう。

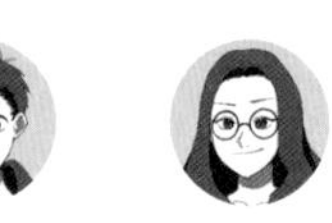

風間　そっか。じゃあ、お姉ちゃんも苦労してほしいって願ってる？　お姉ちゃんも僕と一緒の大変な思いをしろよ！　って。

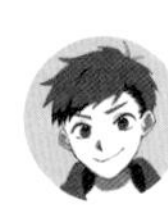

サトル　うーん、そういうわけではないかな。僕もお母さんやお父さんの世話をするんじゃなくて、お姉ちゃんみたいにゲームしたりしたいなって。羨ましいというか。そっか、僕、それが悲しいんだ。その気持ちが膨れ上がって、お姉ちゃんだけずるいってムカついちゃうんだ。お姉ちゃんが悪いわけじゃないのに。

風間　すごいねサトルくん。まさにそれだよ。そうやって考えていくのが、私が言いたい「感情を探って名前をつけていく」ってこと。そうやって自分の感情を探っていくと、違う景色が見えてきて、少しだけ視野が広がったりするんだよね。

それとさ、モヤモヤした気持ちを抱えたまま生きていくのは、ちょっとしんどいでしょ。なんの問題も起きずにがまんし続けられる人間なんていないんだし。かといって、爆発させて相手にぶつけて傷つけてしまっても、自分の中に罪悪感が増えていくだけで悲しいから。だから、自分の感情を探ってみて、まずは自分で、「僕は寂しいんだ」「自分に自信がない」って、自分に声をかけてあげられるといいね。日記に書いてから読んでみるという方法がおすすめだよ。自分で書いたものを、自分の目で読むからね。受け止め直す作業が、少しだけやりやすくなる。

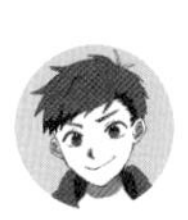

サトル　そっか、そうやって感情を探りながら整理して、日記やノートに書き出してみるのはよさそうだね。

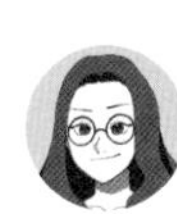

アキ　うん、よさそう。もらったまま余ってて使ってないノートがあった気がする。

風間　もしスマホを持ってたら、誰も見てないSNSの鍵アカとか、スマホのメモアプリに書いてみるのもありだよね。私はスマホのカレンダーアプリに書き込んでるよ。

日記とかスケジュール帳とかの日付がわかるものに書くメリットって、あとから見返したときに「この日のこの時間にこんなことがあって不安になってたけど、よく考えてみたらこのタイミングって花粉がめちゃくちゃ飛んでるときだったな」とか、「私ってこういうタイミングでこういう風になりやすいんだな」っていう、自分の傾向が見えるようになることなんだよね。そうすると、「三日後に花粉がめちゃくちゃ飛ぶからなるべくゆっくり過ごして不安にならないようにしよう」とかって、対策が取れるようにもなる。

私の薬物依存症からの回復でも、こうやって自分の傾向を記録してみるのはすごく役に立ったな。どういうときに薬物を使いたくなるか、自分を題材に研究してみる感じって

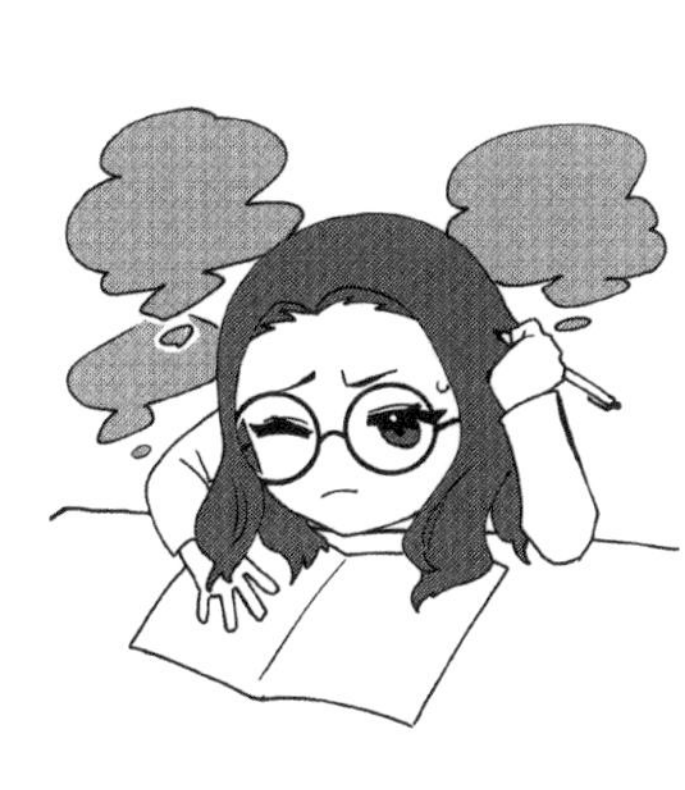

いうか。それを知ることで予防できるからね。

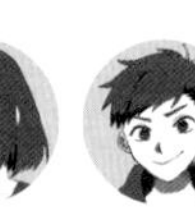

サトル　自分を研究するんだね！　次の夏休みの自由研究はそれでいこうかな。

アキ　そうすると自分の感情もしっかり知れて、勉強にもなって、宿題も終わっちゃうね。

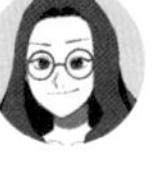

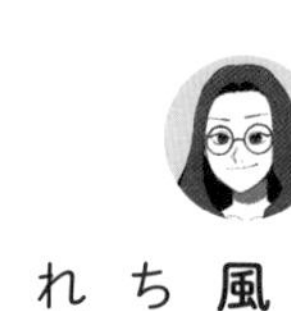

風間　それめっちゃいいね！　気が向いたらいつか見せて（笑）　あとね、感情や気持ちとの付き合い方には、どんな人にもクセがある。寂しさを感じることが苦手な人がいれば、喜びを感じにくい人もいるんだ。さらには、こういう気持ちになるとこういう行動に走ってしまう、そんな人それぞれのパターンがあるんだよ。

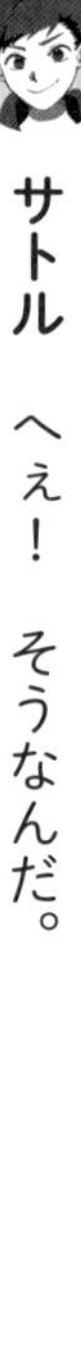

サトル　へぇ！　そうなんだ。

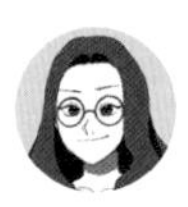

風間　サトルくんにも苦手な気持ちってあるでしょ。そういうとき、どんな行動をとるクセがあると自分では思う？

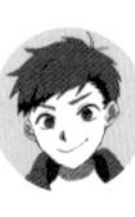

サトル　えー、いきなり言われてもピンとこないけど……そうだなぁ、よく考えてみれ

ば、嫌な気持ちになるとふざけたり笑わせようとしたりして、場を和ませようとしちゃうかも。空気がピリピリする感じが、すごく嫌で。笑わせようって頑張っちゃう。

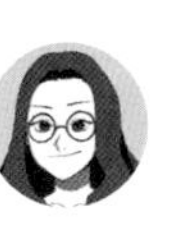

風間　そうだね、サトルくんにはそういうクセがあるかもね。そうやって行動した結果、空気は和むことが多いのかな？

サトル　うーん、そうでもないかも。最初は笑ってくれることが多かったけど、なんか、だんだん「ふざけたやつだ」って怒られることが増えた気がする。もっと真面目になれって。だから、空気が和んだりも、今はしない。

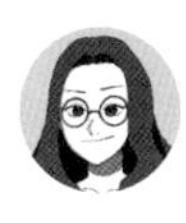

風間　ということは、サトルくんの苦手な気持ちが襲ってきたときにその方法を続けていても、その苦手な気持ちが消えるわけじゃないってことだよね。アキちゃんはどう？苦手な気持ちがグワーっと襲ってきたとき、自分にはどんな行動をとるクセがあると感じてる？

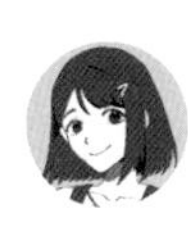

アキ　私は……、自分のせいだから仕方ない、って思ってるかも。あれもこれも自分が悪い、自分のせいでこうなってるんだからがまんしなくちゃって。だから、考えないようにしてる。私が悪いから仕方ない、って思って、苦手な気持ちを抑え込むみたいな感

じで。

風間　そっか。そうやって考えないようにすれば、その気持ちは抑え込めるのかな？

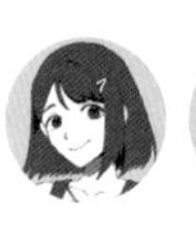

アキ　いや、無理だと思います。だからこの前も、お母さんに怒っちゃったんだと思うし。

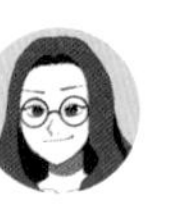

風間　そうだよね……。人って気持ちを抑え込み続けることがむずかしい生き物でね、何かのきっかけでタガが外れるみたいに、バーン！　って爆発しちゃうこともすごく多いんだ。私も、何度も経験してる。そんで、「あ〜、やらかした……」って、爆発前よりも嫌な気持ちになるっていう。

二人が実際に経験してるように、苦手な気持ちを無理に消そうとしたり、無理に抑え込んでがまんしようとしても、だいたいの場合は消えてくれないんだよね。苦手な気持ちが心の奥底に残ったままになってしまう。気持ちを外に出す必要性は——もうわかってるよね。だから、苦手な気持ちが襲ってきたときは、「ちょっと待って」の合図だと思って。深呼吸したりして、一呼吸置いてみてほしい。それから、席を離れてみたり、その苦手な気持ちの正体を探ってみたりしながら、自分を自分で慰めてあげてほしいんだ。

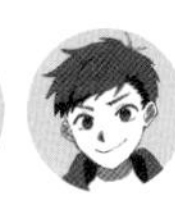

サトル　自分を自分で慰めるって、どうやるの？

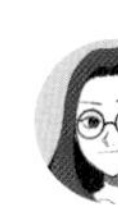

風間　方法はいろいろあるよ。それこそ人によって違う。サトルくんは、どんなことをすると気持ちが落ち着く？　どんなことをすると元気になる？

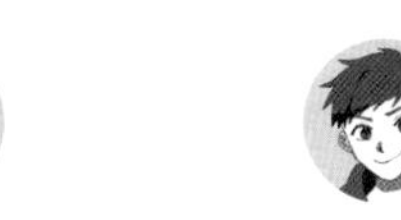

サトル　そうだなぁ……。動画サイトで動画見たり、友だちとゲームしたりすると元気になるかな。落ち着くっていうのは、ちょっとむずかしいけど、一人で布団に入ってゴロゴロしたり、天井を見つめて宇宙のこととか考えたりしてる時間は好きかも。考えすぎると宇宙が広すぎて怖くなってくるんだけど。

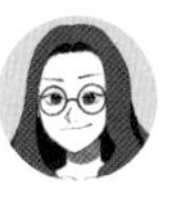

風間　宇宙って本当にすごいもんね。いったいどこまで続いてるんだ！　って、私も寝る前に考えては怖くなったりしてた（笑）　アキちゃんはどう？　どんなことで落ち着いたり、元気になったりする？

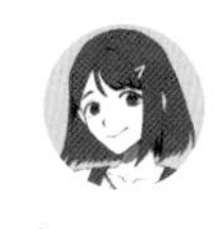

アキ　私はぬいぐるみが好きで、抱きしめると落ち着きます。あとは読書かなぁ。本を読むのはすごく好き。

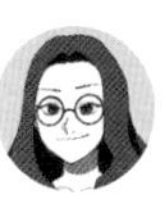

風間　そうそう、そういうのでいいんだよ、自分を慰める方法って。私も読書は大好き。

そうやって自分が落ち着けること、楽しくなれるもの、大好きなこと……そういうことをあらかじめリストアップしたり、選択肢として持っておけるといいよね。そうすると、苦手な気持ちが襲ってきたときに、その選択肢の中から次の行動を選んで、逃げることができる。それをたくさん持っていると、飽きても別の方法を選べるからお得だよね。

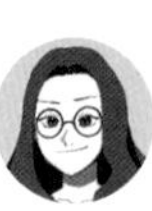

サトル　気持ちから逃げてもいいの？

風間　もちろん！　探ることも大切だけど、あまりにもつらかったり頭がいっぱいで探れそうもないときは、いったん気持ちを置いといて、逃げるのが一番。感情を整理する作業は、落ち着いたときにだっていくらでもできるから。がまんできないほどつらいときは、自分のために逃げていい。むしろ、つらくなるぐらいなら積極的に、全速力で逃げちゃってよ。

自分の親友になる

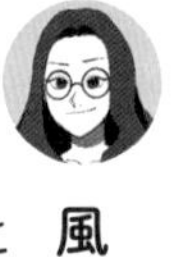

風間　一番大切な「自分との付き合い方」はね、自分の親友になる、ということ。相手との関係は壊したくない、がまんして本音を隠しておくという場面は、生きていれば何度もめぐってくると思う。でも、自分の気持ちだけは、自分で受け止めてあげることが

できるよね。どんなに仲の良い友だちでも、サトルくんやアキちゃんの心の中まで完全に理解することはできない。でも自分自身なら、自分自身を誰より理解して、寄り添うことができそうじゃない？

サトル　確かに、むずかしそうだけど、無理ではなさそう。でも親友ってなんだ？

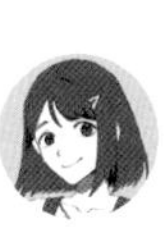

アキ　うん。親友って、どんな相手だろう……。

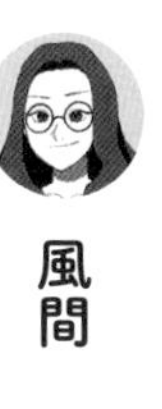

風間　そこってすごくむずかしいよね。考え方にもよるし……。まぁ、ひとまずここでは、たとえば、うれしいことがあったら一緒に喜べたり、困ったときや落ち込んだときにそばにいてくれたりする大切な友だち、ってことにしておこうかな。めんどくさいところもあるけど、なんか許せちゃったり。一緒にいたい、一緒に過ごしていたいって、そう思い合える相手っていうイメージで。

サトル　うーん、親友って、風間さんじゃダメ？　風間さんって僕のことをなんでも知ってるし、いつも助けてくれるじゃん。僕のことをよくわかってくれてるし、僕も、風間さんになら不思議となんでも話せちゃうんだよね。親友って、そういう相手のことでしょ？

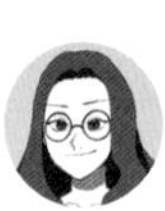

風間　マジで？　ありがとう。親友認定めちゃくちゃうれしいわ。でも、私はいつでもサトルくんのそばにいられるわけじゃない。私は世界中に一人しかいないから、サトルくんが困ったときにいつでもどこでも助けに駆けつけられるわけでもないしさ。親友は何人いてもいいと思うけど、たとえば5人いたとしても、その全員がいつでもタイミングよく話を聞いてくれるわけじゃないよね。

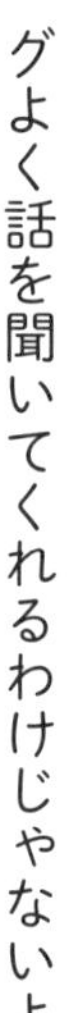

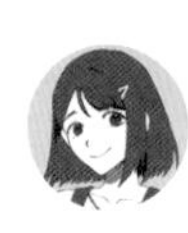

アキ　たとえ親友だったとしても、その人にはその人の都合がありますもんね。風間さんにも風間さんの都合やタイミングがある。

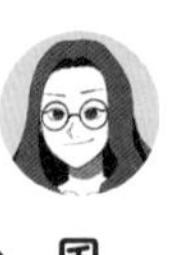

風間　そうなんだよね。親友だし大切に思ってるけど、だとしても、最優先するって、いつでもできることじゃないから。

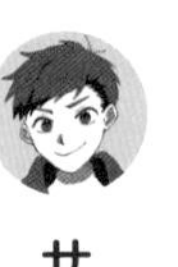

サトル　正直、親友なんだったらいつでも聞いてよって思っちゃうけど……それはたぶん、僕が境界線を引けてないってことだよね。

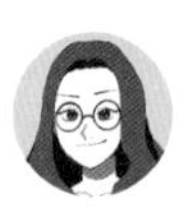

風間　いやぁ、気持ちはめちゃくちゃわかるよ。私も仲が良かったり、距離が近い相手ほど境界線が曖昧になったりしていたから。「親友なんだから頼むぜ」って思っちゃうのはめちゃくちゃわかる。恋人とかもまさにね。

とはいえ、アキちゃんの言う通り、たとえ親友だったとしても、その人にはその人の都合があったり、タイミングがあるでしょ。やっぱりそうなると、いつでも話を聞いてもらえるわけじゃない。もちろん心の奥深くまで理解し合えるわけでもない。だからこそ、自分で自分の親友になる、ということに意味が出てくる。

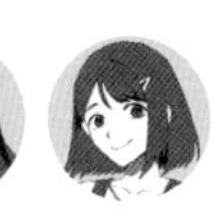

アキ　いつでも、どんなときでも、絶対にそばにいてくれる親友ですか。

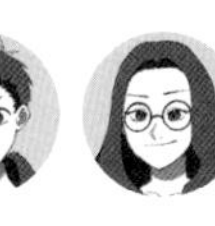

風間　そうそう。だって自分だもん。

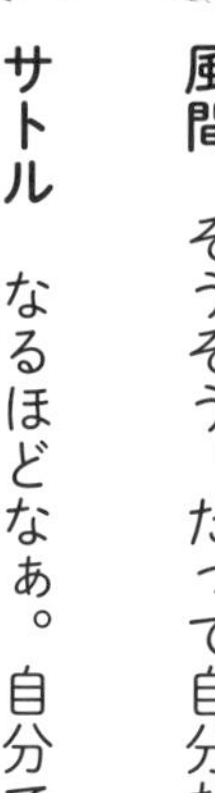

サトル　なるほどなぁ。自分で自分の親友になる、か……。

風間　ちょっと私の話になるんだけど——、私はずっと自分のことを好きになれなくて、お母さんやお父さんだけじゃなく、自分自身にも恨みを持ったまま大人になったの。毎日がとてもつらくて薬物依存症になったし、親のことを殺してしまいたいと思ったこともある。そして何より、私は私自身を、ずっと殺してしまいたいって思ってた。自分が死ぬほど大嫌いだったからね。でも私はとてもラッキーで、松本先生や田中さん、それからＡＳＫの今成さんと知り合ったり、自助グループに参加していた当事者のみんなとか、本当に多くの仲間たちと出会うことができて、薬物依存症から、そして、親や自分を殺してしまいたいという気持ちから、少しずつ回復していったんだ。でもね、それでも自分が好きになれなかった。ずっとずっと自分が嫌いだったんだよ。だから自分じゃない誰かに、「私のことを好きになって」って、長い間求めていたんだよね。そして期待通りに私を好きになってくれない人に向かって怒りながら、「やっぱりあなたも私を嫌うんだね」って、それまでの人生で溜め込んできた悲しみをぶつけた。そうやって、大切だったはずの人間関係をたくさん壊してきちゃったんだ。今振り返るとね、あれはただ、その人たちが私の期待通りになってくれなかったっていう、当たり前のことが起こっていただけ。私が境界線を引けてなくて、期待通りに動かないということは私を好きじゃないということなんだって、勝手に思い込んでただけなの。実際はみんなものすごく私のことを大切に思ってくれてたし、愛情を注いでくれてたんだ。でも、私が私を嫌いすぎて、「こんな私のことを好きでいてくれるわけないでしょ」って決めつけてた。相手の気持ちを信じない、すごく失礼な決めつけだったと思うよ。今は自分のことも愛せてるし、私の一番の親友は私だって胸を張って言えるかな。

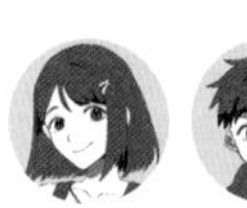

サトル　そうだったんだね……。

アキ　風間さんにもそんな時期があったんですね。

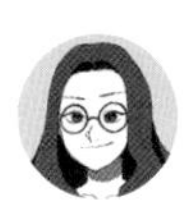

風間　ごめんね、自分語りが長くなっちゃった。つまり何が言いたいかというと、自分のことを好きになれないと、誰かにもらった愛情を信じられなくなったりしちゃって、他者との信頼関係がうまく築きにくくなっちゃうってこと。
自分を好きになるのって素晴らしいことであると同時に、むずかしいことでもある。でもさ、親友ってたぶん、好きなところも嫌いなところもあると思うんだ。「こういうとこはマジでウザい」って、あって当たり前なんじゃない？　だからね、自分の親友になるっていうのは、自分の嫌いなところもひっくるめつつ、好きなところを見つめてほめてあげながら、自分をまるごと受け止めてそばにいるってことだと思ってる。

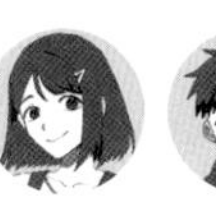

サトル　でも僕、まだ自分のいいところとか好きなところなんて全然わからない。

アキ　うーん、私もあんまりピンとこないかもです。

風間　それはね、周りからほめられたり認められたりする経験を積み重ねることで、少しずつ「そうなんだ、私ってそういうところが素敵なんだ」って思えるようになっていったりするものなんだと思う。私もそうだったよ。そばにいてくれる人たちから、私が私であるというだけで認められて、頑張ったらほめられて、なんというか、私の尊厳や人権を、生まれてはじめてちゃんと大事にしてもらったって感じがしたんだよね。だから、そういう経験というのは大事なんだろうなと思う。でも結局それじゃあ人任せになっちゃうじゃん。運みたいなものでしょ。だとすると、任せっきりになるようなことじゃなく、自分から取り組めることで考えておくとハズレがないよね。そのためにはまず、自分と話をしてみる習慣をつけておくのがいいかもしれない。悩んでることとか考えてることって、自分一人だとなかなか整理がつかなくても、こうやって誰かと話をしていると、絡まったひもがほどけていくみたいに、少しずつわかってくることがあるでしょ？　それを自分の頭の中だったり、ノートに書き出してみたりしながら、自分自身と話をしてみるって感じかな。感情に名前をつける話のときも言ったけど、やっぱり書き出すことで自分を客観的に見ることができるから、好きなところやいいところも見つかりやすくなる気がするな。
もちろん、相談したり、話し合ったりできる友だちや仲間がいるならそれでもいいんだ。でも、さっきも言ったように友だちや仲間にも都合があるし、いつも元気で話を聞けるような状態とは限らないからね。自分の機嫌を自分で取れるようになると、グッと生きるのが楽になるってわけ。

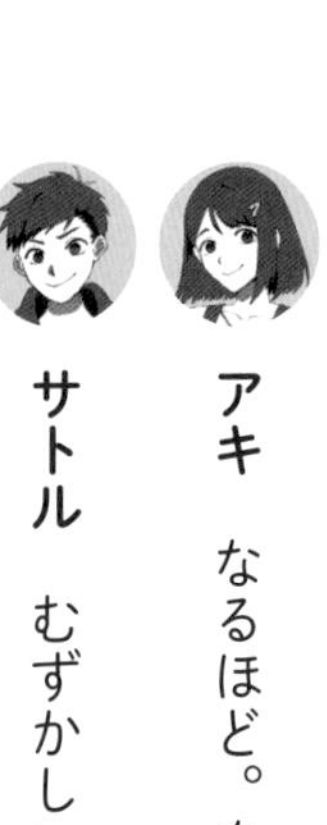

アキ　なるほど。自分の機嫌を自分で取る、か……。

サトル　むずかしいね。自分と話をしてみるって。

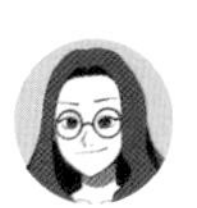
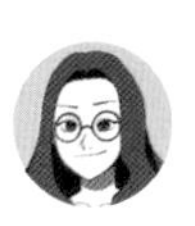

風間　サトルくんは、「お姉さんがこうしてほしそう」「お母さんがほっといてほしそう」「みんなに嫌われないかな」って、周りの顔色をうかがったりしながら生きていたと思う。それは大人がそうさせているのであって、子どものせいじゃない。でも、そうやって生きていると、ちょっとしんどいでしょ。だから、そういう風に考える前に立ち止まって、「僕自身はどうしたい？」って、自分に聞いてみてほしいんだよ。

サトル　僕がどうしたいか……。

風間　そういう自分の望み、自分の心の声を無視して、周りの人たちの望みばかり聞いていると、自分がどうしたいのかがだんだんわからなくなってしまって、「どうしたらいいかわからない」状態になってしまう。それは、他者を基準にして生きているようなもの。それはまさに——。

サトル・アキ　境界線が引けてない！

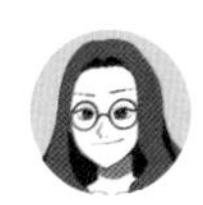

風間　その通り！　サトルくんとアキちゃんの、たくさんあるいいところのひとつだね。物事の仕組みを理解することに長けてる。

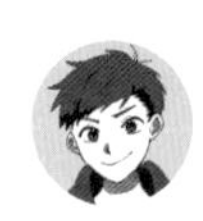

サトル　でも僕、よく「落ち着きがない」「だらしない」「ふざけてばっかり」って怒られるよ。

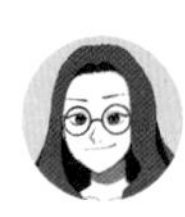

風間　それも言い換えれば、「活発で好奇心が強い」「細かいことを気にしない」「人を楽しませるサービス精神が旺盛」という長所に変わるじゃん。少なくとも、今の私から見れば、そのどれもが素敵なところだけどね。まだ自分ではそう思えなくても、親友の一人である私の目にはそう映ってる。自分の親友になるっていうのは、そういう見え方ができる自分を、自分の中に持っておくっていうことでもあるかもしれないね。

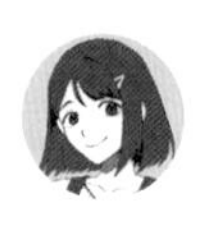

アキ　私は……すごく真面目です。真面目にしてることでバカにされることもあるけど、真面目なんだからいいじゃんって思ってます。真面目ってえらいじゃん、って。

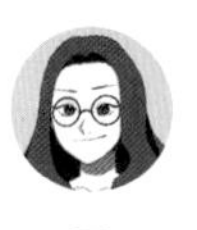

風間　おお、いいね！　真面目な人って、私もすごくかっこいいなと思う。私があんまり真面目じゃないから、すごいなって思うし、尊敬しかない。それは完全にアキちゃんの長所だよね！　バカにされる筋合いなんかまったくない。でも、私はアキちゃんが一般的に不真面目だって思われるようなことを言ったりやったりしたとしても、それでかっこよくない人だとは思わないし、えらくないなんて思わないからね。だから、真面目でいることに疲れたら、安心して休んでよね。

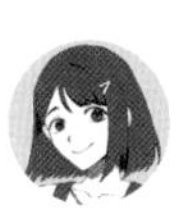

アキ　風間さん、ありがとうございます。そんな風に言ってもらえたのははじめてで、なんか、めちゃくちゃホッとしました。真面目な私じゃないと誰にも認めてもらえないのかもって、ちょっとだけ思ってたから。

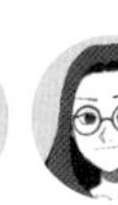

風間　どんなアキちゃんでも素敵だよ！　大丈夫。

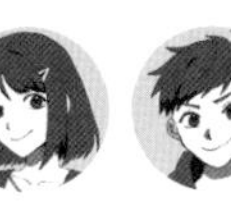

サトル　うん、僕もそう思う。

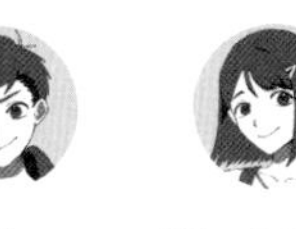

アキ　えへへ、照れくさいな。サトルくんも、今のままでもすごく素敵だよ。一緒に頑張っていこう。私たち、もう一人じゃないんだし。

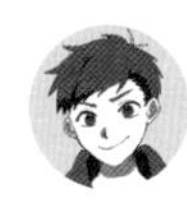

サトル　そうだね。一緒なら頑張れそうな気がする。風間さんとか依存症予防教育アドバイザーの人たち、同じような気持ちで過ごしている自助グループの仲間もいるし、松本先生や田中さんみたいな頼れる大人がいるんだってわかって安心した。

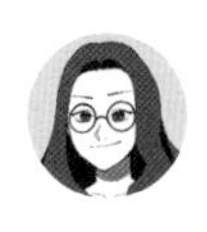

風間　そうだね。思ってるよりいろんな人が、いろんな場所が、いろんな可能性が――世界中には存在してるんだよね。苦しいときって、今のこの状況がすべてで、逃げ道がないように思えたり、誰も自分の味方がいないような感じがしちゃったりもすると思う

んだけどさ。二人みたいに知識を身につけたり、方法を知ったり、いろんな人と出会って話を聞いてみたりする機会を重ねていくことで、「あれ、意外と世の中って捨てたもんじゃないかも」って思えるときが来たりすると思うんだ。

何もかも嫌になっちゃったり、全部信じられなくなっちゃったりするときもあるかもしれない。それでも、生きてさえいれば、この広い世界のどこかには必ず、自分が自分らしくいられる居場所があるはず。そう思えるだけの心のゆとりを持つためにも、今回こうして二人に話したことは役に立つと思うから。

とにかく無理はしなくていいからね。頑張りすぎなくて、全然いいんだから。いつ、どんなキミたちでも、私は大切に思ってる。それはきっと私だけの思いじゃない。いろんな大人が、今もキミたちの幸せを願ってる。だからさ、同じ空の下で、今日も明日も一緒に生きていこうね。

アキ家３ヶ月後──

ぎゅぃ
ありがとう
田中さんがくれた
相談先のチラシだ……
ぺら
……よし
やってみよう

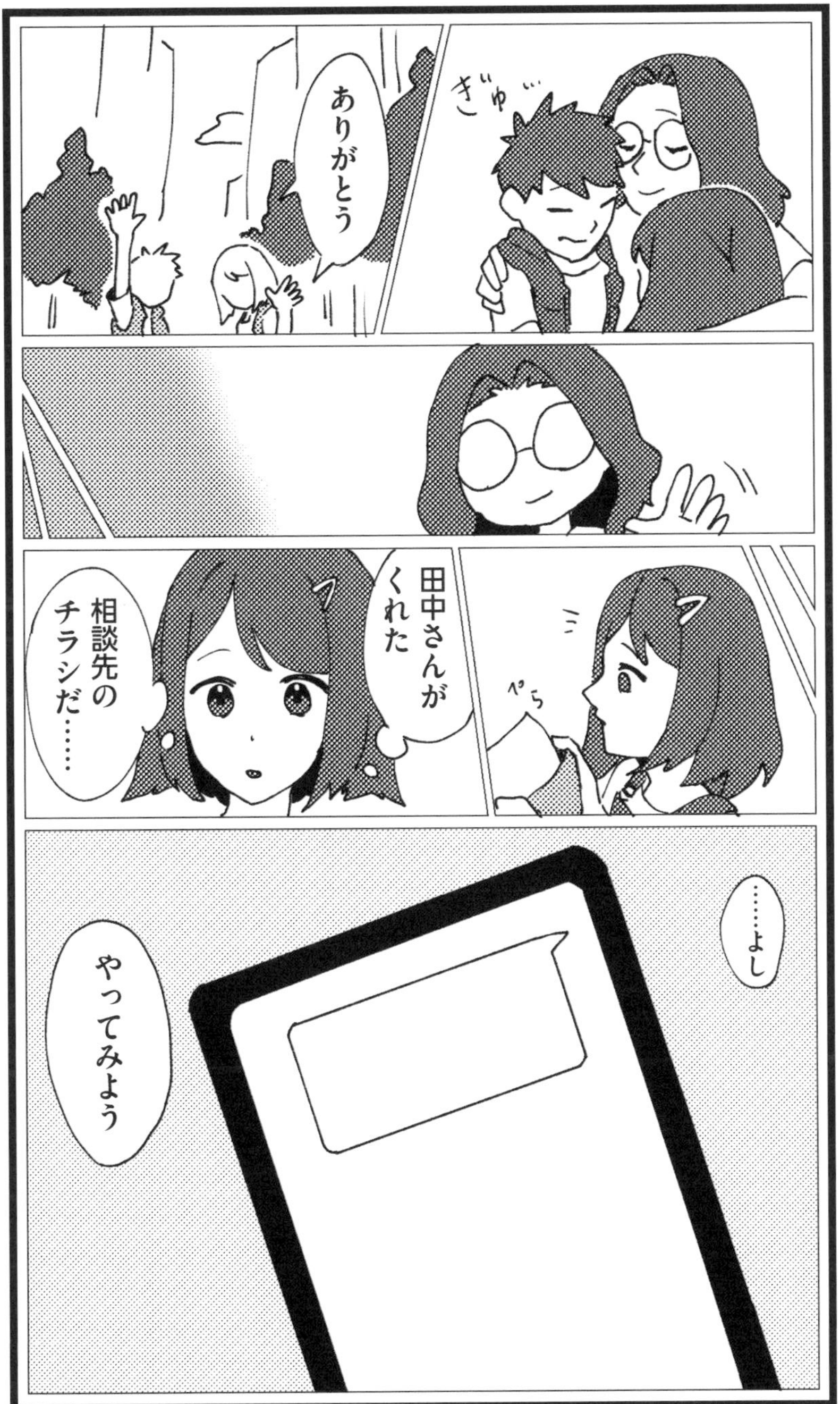

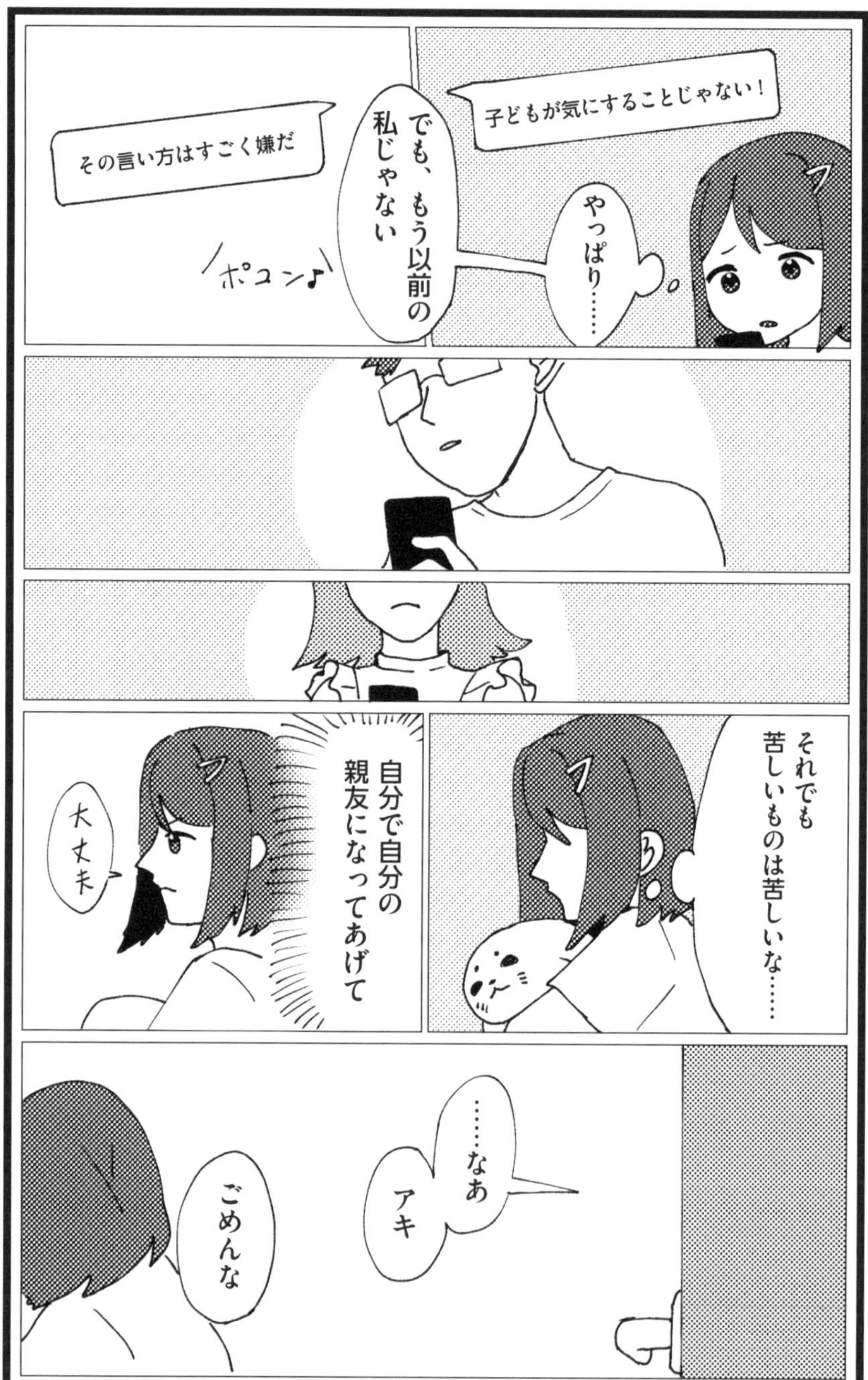
子どもが気にすることじゃない！
やっぱり……
でも、もう以前の私じゃない
その言い方はすごく嫌だ
ポコン♪
それでも苦しいものは苦しいな……
自分で自分の親友になってあげて
大丈夫
……なあ アキ
ごめんな

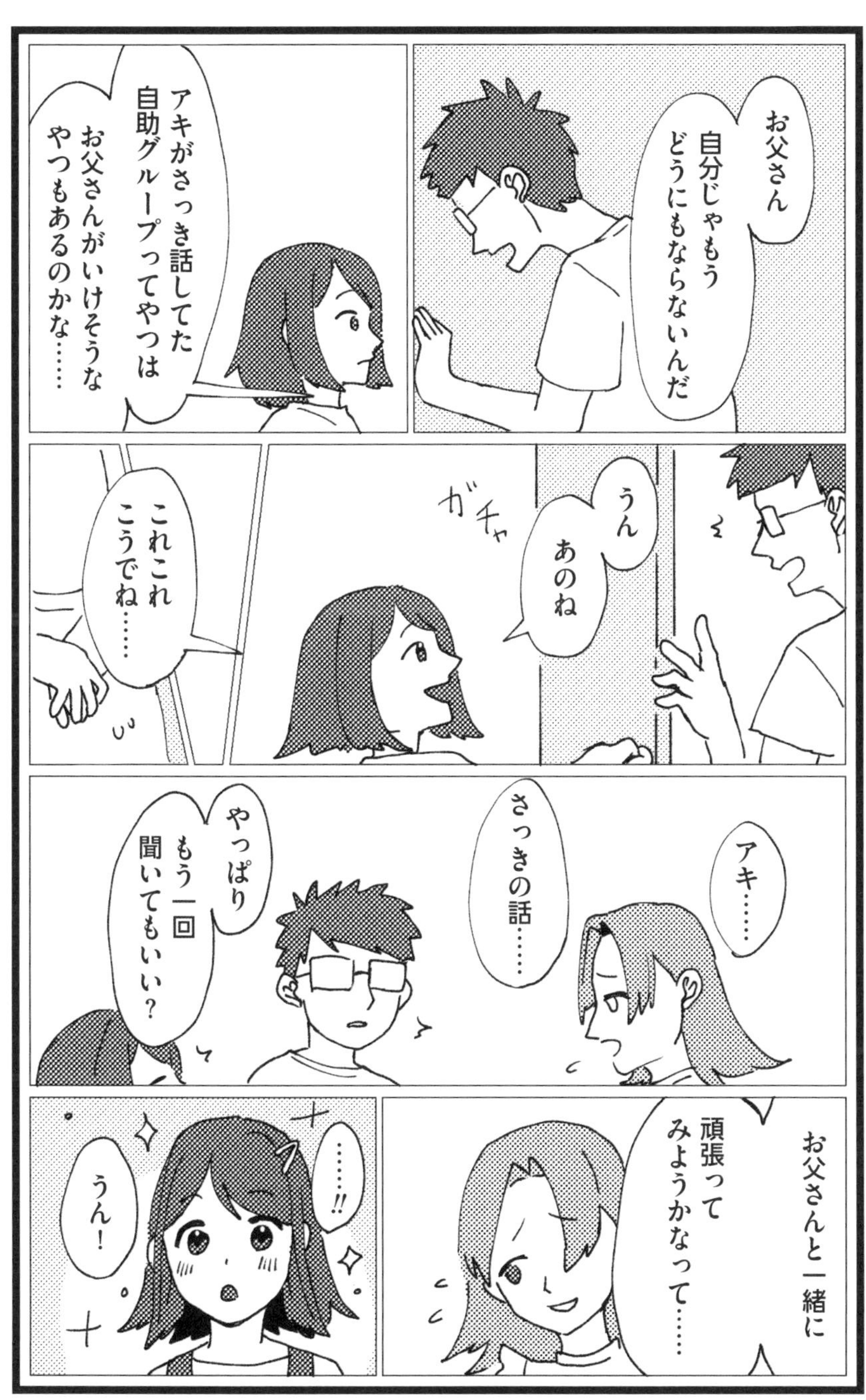
お父さん
自分じゃもう
どうにもならないんだ
アキがさっき話してた
自助グループってやつは
お父さんがいけそうな
やつもあるのかな……
うん
あのね
ガチャ
これこれ
こうでね……
アキ……
さっきの話……
やっぱり
もう一回
聞いてもいい？
お父さんと一緒に
頑張って
みようかなって……
……!!
うん！

―― サトル家

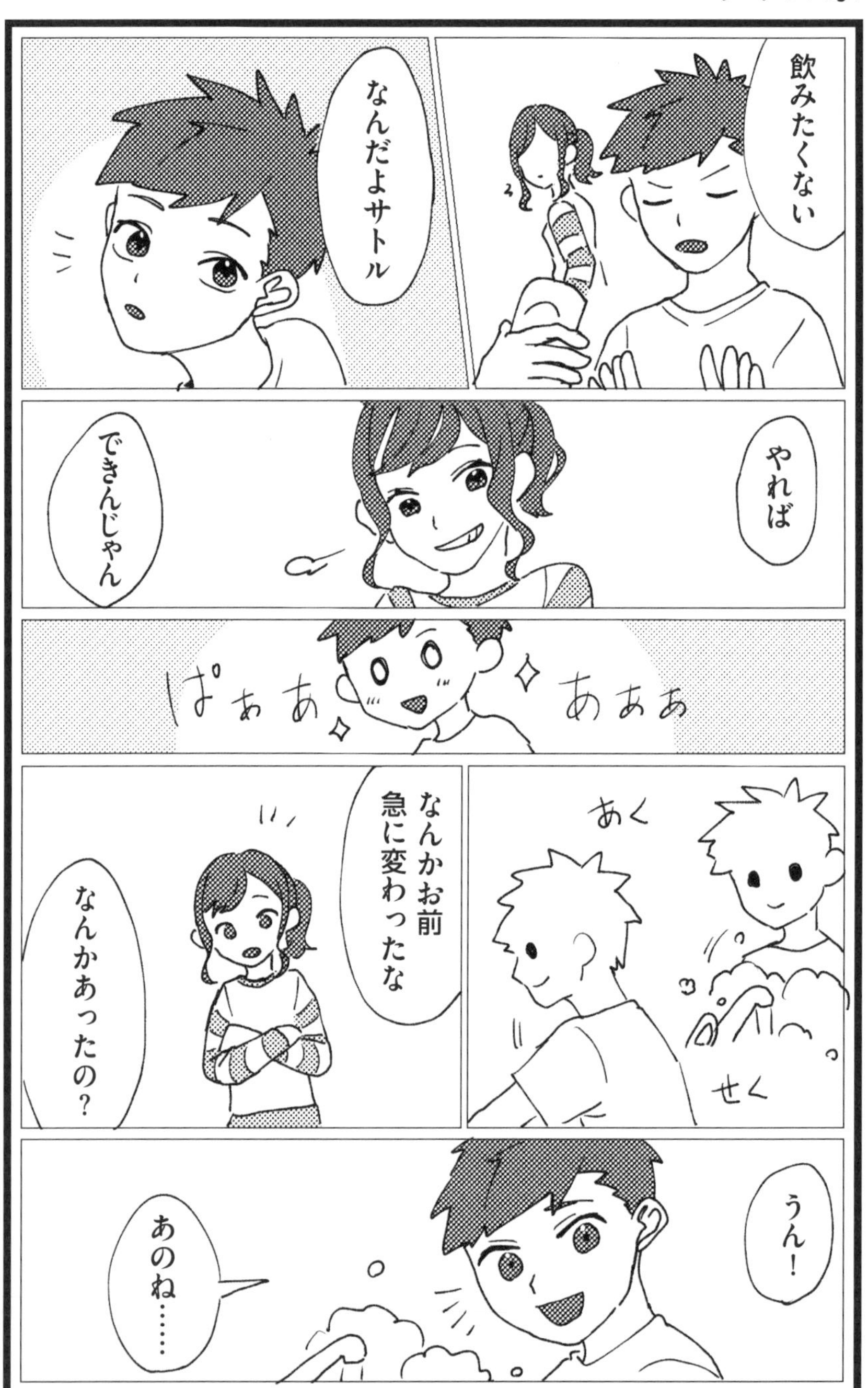

飲みたくない
なんだよサトル
やれば
できんじゃん
ぱぁあ あああ
あく
せく
なんかお前急に変わったな
なんかあったの？
うん！
あのね……

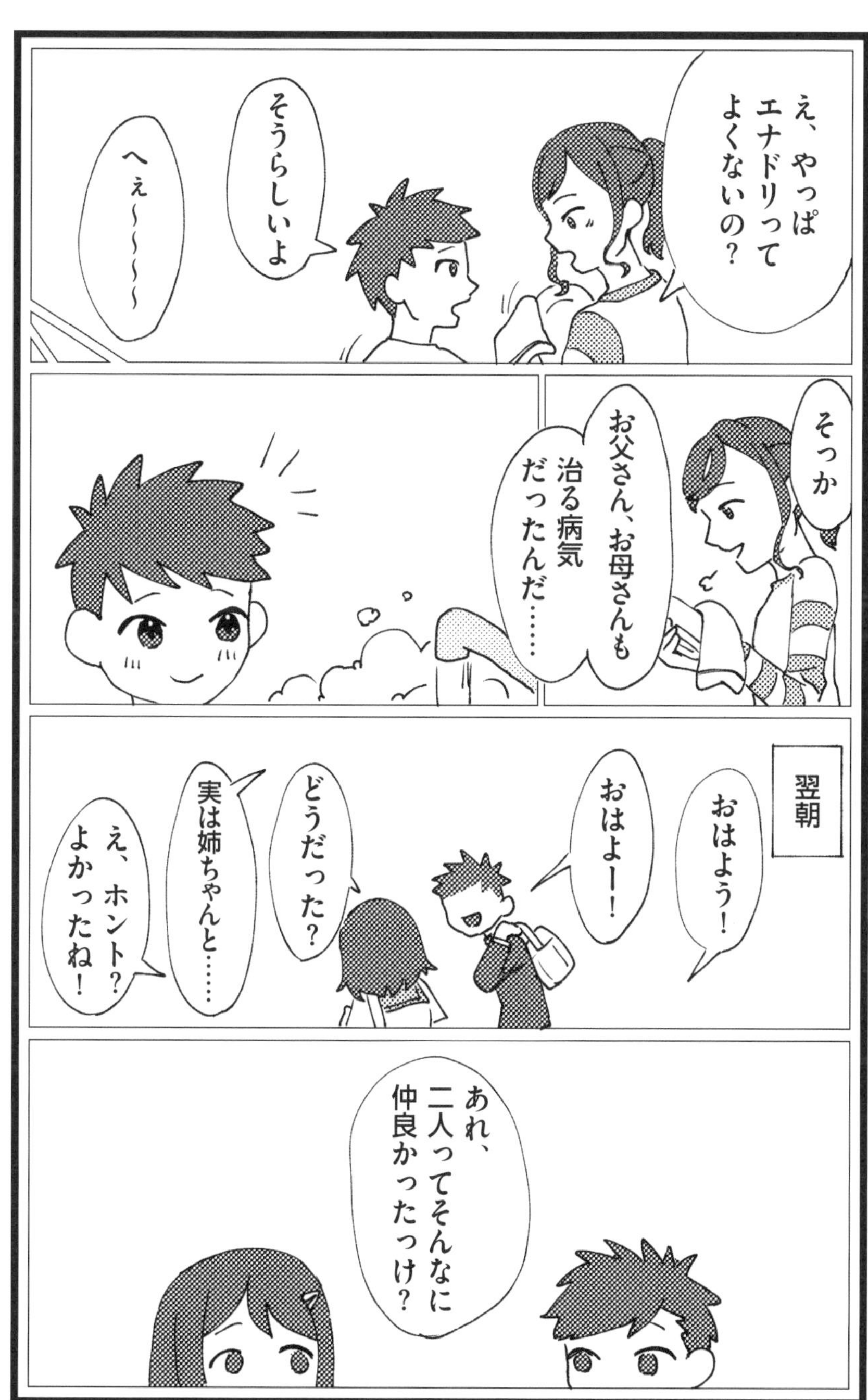
え、やっぱ
エナドリって
よくないの？
そうらしいよ
へぇ～～～～～
そっか
お父さん、お母さんも
治る病気
だったんだ……
翌朝
おはよう！
おはよー！
どうだった？
実は姉ちゃんと……
え、ホント？
よかったね！
あれ、
二人ってそんなに
仲良かったっけ？

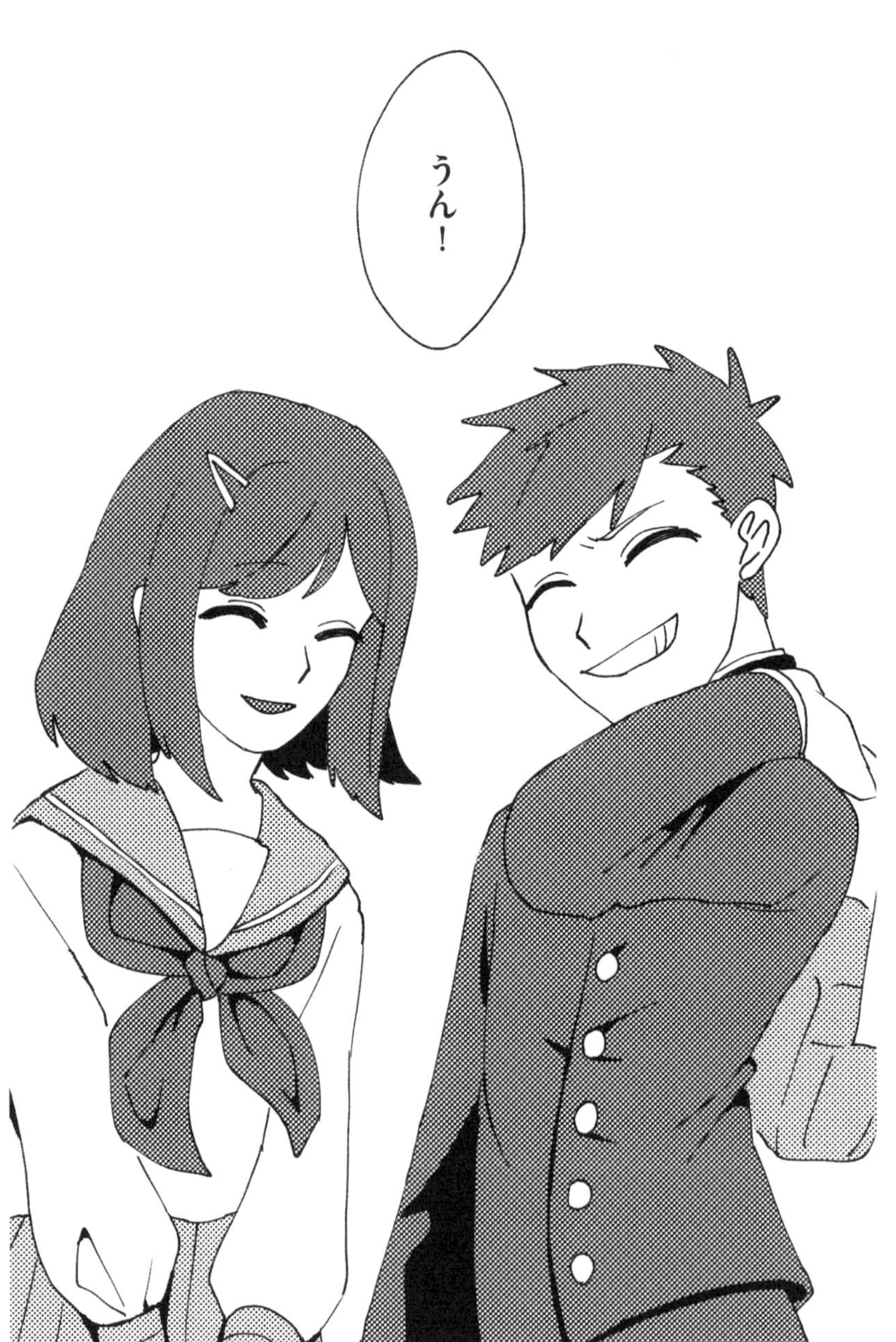
うん!

■おすすめの本・資料・動画

『祖父・父・夫がギャンブル依存症！三代目ギャン妻の物語』田中紀子【著】高文研、2015

『ギャンブル依存症』田中紀子【著】角川新書、2015

『家族のためのギャンブル問題完全対応マニュアル』田中紀子【著】アスク・ヒューマン・ケア、2021

『10代のためのもしかして摂食障害？ と思ったときに読む本』おちゃずけ【作】作田亮一【監修・解説】合同出版、2021

『アダルト・チャイルドが自分と向きあう本』アスク・ヒューマン・ケア研修相談センター【編】アスク・ヒューマン・ケア、1997

『アダルト・チャイルドが人生を変えていく本』アスク・ヒューマン・ケア研修相談センター【編】アスク・ヒューマン・ケア、1997

『子どもを生きればおとなになれる――〈インナーアダルト〉の育て方』クラウディア・ブラック【著】水澤都加佐【監訳】武田悠子【訳】アスク・ヒューマン・ケア、2003

『私は親のようにならない〔改訂版〕――嗜癖問題とその子どもたちへの影響』クラウディア・ブラック【著】斎藤学【監訳】誠信書房、2004

『「助けて」が言えない　子ども編』松本俊彦【編】日本評論社、2023

『トラウマインフォームドケア――〝問題行動〟を捉えなおす援助の視点』野坂祐子【著】日本評論社、2019

『伝えてますか、あなたの気持ち——人づきあいの難問をとく35のコツ』木村久子【著】アスク・ヒューマン・ケア、２００４
『自分の「境界」がわかりますか？』特定非営利活動法人ＡＳＫ（アルコール薬物問題全国市民協会）【編】アスク・ヒューマン・ケア、２００４
『母のお酒をやめさせたい』三森みさ【著】今成知美・松本俊彦【監修】ＫＡＤＯＫＡＷＡ、２０２２
『土竜』高知東生【著】光文社、２０２３
『僕が違法薬物で逮捕されＮＨＫをクビになった話』塚本堅一【著】ベストセラーズ、２０１９
『季刊Ｂｅ！〔ビィ〕』https://www.a-h-c.jp/items/be　アスク・ヒューマン・ケア

『カミングアウトジャーニー』（映画、２０２２）

たかりこチャンネル　https://www.youtube.com/@taka-rico
丸ちゃん教授のツミナハナシ　https://www.youtube.com/@tsuminahanashi
依存症問題の正しい報道を求めるネットワーク　https://izon-hodo.net/
イッキ飲み・アルハラ防止キャンペーン　https://www.noikki.jp/

■相談先一覧

アルコール依存症　相談先一覧
https://www.ask.or.jp/article/6489

ギャンブル依存症　相談先一覧
https://www.ask.or.jp/article/6512

薬物依存症　相談先一覧
https://www.ask.or.jp/article/6502

ゲーム依存症　相談先一覧
https://www.ask.or.jp/article/8404

自助グループ一覧
https://www.ask.or.jp/article/6521

依存症オンラインルーム（チャット＆ミーティング）

＊ＡＳＫ認定依存症予防教育アドバイザーたちが自主的に運営する、オンライン上の自助グループで、アルコール・薬物・ギャンブル・ネットゲームなどのルームがあります。

https://www.ask.or.jp/adviser/online-room.html

ヤングケアラー相談窓口　子ども家庭庁

https://www.mhlw.go.jp/young-carer/

ギャンブル依存症問題を考える会特設サイト

https://scga.jp/

監修者より

わが国の薬物乱用防止教育は暗黒時代が続いてきました。これまで長きにわたって、「ダメ。ゼッタイ。」というスローガンのもと、「薬物に一回でも手を出したら人生は終わり」というメッセージが強調されてきたからです。このスローガンは、人々を分断し、SOSを出しにくい社会を作り出しました。そのせいで、薬物問題に悩む人たちは、「ゼッタイにダメ」なことに手を出した罪人として差別と偏見のまなざしを浴びせられ、孤立を深めていったのです。

意外に知られていませんが、10代の薬物経験者の多くが、日頃から「死にたい」「消えたい」と考え、つらい気持ちを紛らわせるために薬物を使っています。ですから、運よく薬物を手放したとしても、そのつらさの原因が解決していなければ、今度はアルコールか拒食・過食、あるいはリストカットと、次々に表向きの看板を替えながら問題は延々と続くだけです。

いま必要なのは、誇張や脅し、あるいは、「ダメなものはダメなのだ」といった半ギレ的説教による予防ではありません。「なぜダメなのか」を自分の頭で考える力とともに、自身が悩みを抱えた際にSOSを出せる力を身につけることを目指す——そういった予防教育なのです。

それから、新しい予防教育では、「一回やったら人生が終わり」ではなく、依存症には解決策があることを示す必要もあります。というのも、薬物乱用リスクの高い子どもの背後には、アルコールやギャンブルなどのアディクション問題を抱えた大人がいるからです。

本書が目指しているのは、「困った人」を排除するのではなく、「困っている人」と捉えて、支援の手を差し伸べる社会です。その意味で本書は、従来の「排除と分断の予防教育」とは一線を画する、「包摂の予防教育」の書といえるでしょう。

最後に、著者の風間暁さんについて一言だけ触れておきます。実は、彼女自身が、それこそ「死ぬ気」で薬物を使うような、疾風怒濤の10代を生き延びた人です。今でも鮮明に覚えていますが、初めて彼女に会ったとき、私は、「この子、よくぞ死なずにこれまで生き延びてきたな」と素直に驚くとともに、「この子の才気はダイヤの原石だ。将来きっと大化けする」と確信したのでした。本書を一読した今、その日がこんなにも早く訪れたことに改めて驚いています。

本書が、日本中の子どものみならず、これまで「ダメ。ゼッタイ。」しかいえなかった不器用な大人にも広く読まれることを祈念しています。

2023年9月　松本俊彦

■監修者

松本俊彦（まつもと・としひこ）

精神科医。国立精神・神経医療研究センター精神保健研究所薬物依存研究部部長。横浜市立大学医学部附属病院精神科、国立精神・神経医療研究センター精神保健研究所司法精神医学研究部、同研究所自殺予防総合対策センターなどを経て、2015年より現職。著書に『自傷行為の理解と援助』（日本評論社、2009）『自分を傷つけずにはいられない』（講談社、2015）『もしも「死にたい」と言われたら』（中外医学社、2015）『薬物依存症』（ちくま新書、2018）『誰がために医師はいる』（みすず書房、2021）『世界一やさしい依存症入門』（河出書房新社、2021）他多数。訳書にターナー『自傷からの回復』（監修 みすず書房、2009）カンツィアン他『人はなぜ依存症になるのか』（星和書店、2013）他多数。

田中紀子（たなか・のりこ）

公益社団法人「ギャンブル依存症問題を考える会」代表。競艇・カジノにハマったギャンブル依存症当事者であり、祖父、父、夫がギャンブル依存症という三代にわたる当事者家族の立場も経験。講演やイベントを通じて依存症という病気についての啓発活動や予防教育、依存症当事者やその家族に対する支援活動を行なっている。著書に『祖父・父・夫がギャンブル依存症！　三代目ギャン妻の物語』（高文研、2015）『ギャンブル依存症』（角川新書、2015）『家族のためのギャンブル問題完全対応マニュアル』（アスク・ヒューマン・ケア、2021）などがある。

ギャンブル依存症問題を考える会ホームページ　（https://scga.jp/）

■著者

風間暁（かざま・あかつき）

特定非営利活動法人ASK（アルコール薬物問題全国市民協会）社会対策部。ASK認定依存症予防教育アドバイザー。保護司。自らの経験をもとに、依存症と逆境的小児期体験の予防啓発と、依存症者や問題行動のある子ども・若者に対する差別と偏見を是正する講演や政策提言などを行なっている。2020年度「こころのバリアフリー賞」を個人受賞した。分担執筆に『「助けて」が言えない　子ども編』（松本俊彦編著、日本評論社、2023）など。

■協力

特定非営利活動法人ASK

＊団体

特定非営利活動法人ASK（アルコール薬物問題全国市民協会）

公益社団法人ギャンブル依存症問題を考える会

＊ASK認定依存症予防教育アドバイザー（敬称略）

上堂薗順代（精神保健福祉士・社会福祉士・会社経営者）

川上史子（看護師・精神保健福祉士）

佐伯徹（ソーシャルワーカー）

塚本堅一（元NHKアナウンサー）

篠原なつき（保育士）

福正大輔（精神保健福祉士・介護福祉士・舞台演出家）

吉田緑（ライター・中央大学大学院法学研究科博士後期課程大学院生）

＊子どもたち
あいら、おたま、かげちよ、キノピオ、さゆ、しおん、すしたべたい、てる、びび、メロディー、ゆっぴ、ゆり、わんこうどん

＊その他
雨田泰（フリーライター）
今成知美（特定非営利活動法人ASK代表）
小田島（石川）理恵（車いすバスケットボール日本代表選手）
川瀬信一（一般社団法人子どもの声からはじめよう代表理事、こども家庭庁参与）
丸山泰弘（立正大学法学部教授）
萩原明
望月志乃（イラストレーター）
焼き鯖のみんな
フォロワーのみんな
私の大切な息子たち

■マンガ・イラスト
北町トロオドン

組版　関根千絵
装幀　後藤葉子（森デザイン室）

専門家と回復者に聞く
学校で教えてくれない本当の依存症

2023年10月30日　第1刷発行
2024年 7 月10日　第2刷発行

監修者　松本俊彦＋田中紀子
著　者　風間　暁
発行者　坂上美樹
発行所　合同出版株式会社
　　東京都小金井市関野町1-6-10
　　郵便番号　184-0001
　　電話　042-401-2930
　　振替　00180-9-65422
　　ホームページ　https://www.godo-shuppan.co.jp/
印刷・製本　恵友印刷株式会社

■刊行図書リストを無料進呈いたします。
■落丁乱丁の際はお取り換えいたします。

ISBN978-4-7726-1535-8　NDC370　210×148